ÉTUDE

SUR UNE

FORME GRAVE D'OREILLONS

PAR

Le Dr A. KARTH

Interne en médecine et en chirurgie des hôpitaux de Paris.

PARIS

A. PARENT, IMPRIMEUR DE LA FACULTÉ DE MÉDECINE

A. DAVY, successeur

52, RUE MADAME ET RUE MONSIEUR-LE-PRINCE, 14

1883

ÉTUDE

SUR UNE

FORME GRAVE D'OREILLONS

ÉTUDE

SUR UNE

FORME GRAVE D'OREILLONS

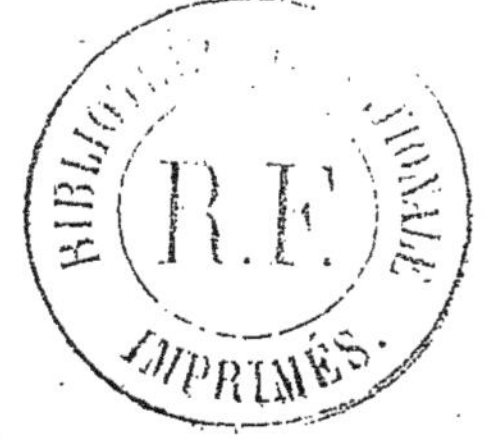

PAR

LE Dr A. KARTH

Interne en médecine et en chirurgie des hôpitaux de Paris.

PARIS

A. PARENT, IMPRIMEUR DE LA FACULTÉ DE MÉDECINE

A. DAVY, successeur

52, RUE MADAME ET RUE MONSIEUR-LE-PRINCE, 14

1883

A LA MÉMOIRE DE MES PARENTS

A LA MÉMOIRE DE MON BEAU-FRÈRE

A LA MÉMOIRE DE MES ONCLES

A MES SŒURS

A TOUS MES PARENTS

A TOUS MES AMIS

Karth.

A MES MAITRES DANS LES HOPITAUX

M. LE PROFESSEUR PANAS

MM. LES Drs STRAUS, CADET DE GASSICOURT,

LAILLER, TILLAUX, DEBOVE ET LANDOUZY

A MES MAITRES DE NANCY

MM. LES PROFESSEURS HECHT, BERNHEIM

ET GROSS

A MON MAITRE ET PRÉSIDENT DE THÈSE

M. LE PROFESSEUR BOUCHARD

Médecin des hôpitaux,

Chevalier de la Légion d'honneur.

ETUDE

SUR UNE

FORME GRAVE D'OREILLONS

AVANT-PROPOS.

Les oreillons, connus de toute antiquité, et déjà bien décrits dans les livres hippocratiques, sont, dans l'immense majorité des cas, une affection bénigne, ne s'accompagnant que d'une faible réaction générale, tant que la fluxion parotidienne reste isolée.

Dans un certain nombre de cas, la fluxion des glandes salivaires vient à se compliquer de fluxion testiculaire. La plupart des auteurs qui ont relaté ces cas d'oreillons compliqués d'orchite ont justement insisté sur les phénomènes typhoïdiques et les accidents nerveux qui précèdent ou accompagnent souvent cette nouvelle localisation de la maladie. Trousseau en a donné un tableau qui est resté classique dans sa clinique. D'autres, ont décrit avec soin les atrophies testiculaires persistantes, qui sont trop souvent la conséquence des orchites ourliennes et en assombrissent le pronostic.

Mais la fluxion parotidienne simple non compliquée de fluxion testiculaire, se passe ordinairement très simplement, sans grande réaction ; c'est à peine si l'on observe un léger mouvement fébrile, un peu de malaise, de la courbature et de l'inappétence.

Il n'en a pas été ainsi dans un cas que nous avons été à même d'observer dans le service de notre excellent maître, M. le professeur Bouchard. Ici la maladie a affirmé d'emblée son caractère infectieux, par des symptômes de la plus haute gravité, rappelant les diphthéries toxiques ou les scarlatines malignes, et le malade a failli succomber dès les premiers jours avec des symptômes d'empoisonnement des plus évidents.

M. le professeur Bouchard, frappé de la gravité des symptômes et raisonnant par analogie avec ce qui se passe dans d'autres états infectieux, a pensé que là, où il y avait maladie infectieuse, là aussi on devait trouver un organisme capable de se reproduire chez l'individu lui-même, pour déterminer les diverses localisations du mal, et en dehors de lui pour transmettre la maladie d'un individu à l'autre. Guidé par ces considérations générales et par ses travaux antérieurs, il a recherché les microbes dans le sang, dans l'urine albumineuse, dans la sérosité conjonctivale, enfin dans la salive parotidienne. Les résultats ont répondu en partie à son attente : l'urine, qui présentait les caractères extérieurs de l'urine des néphrites infectieuses, contenait, en même temps que l'albumine rétractile, des bactéries en nombre incalculable. Il en a été de même de la salive parotidienne ; quant à la sérosité conjonctivale, elle contenait des éléments qui paraissaient être des microbes, mais qui n'étaient pas tout à fait caractéristiques.

Nous avons entrepris des recherches dans les divers auteurs qui ont traité des oreillons. Nous y avons trouvé des cas se rapprochant du nôtre par certains points, l'un ou l'autre symptôme prenant une gravité insolite et entraînant même parfois la mort du malade.

Mais nulle part, nous n'avons trouvé réuni sur un même sujet un ensemble de symptômes aussi complet et des signes d'infection aussi manifestes. Aussi présentons-nous notre observation comme un exemple d'oreillons arrivés à leur summun d'intensité, représentant, si l'on veut, la forme hypertoxique de cette maladie. Si la vraie nature des oreillons a pu être méconnue lorsqu'on n'avait en vue que des cas bénins, à faible réaction générale, il ne saurait évidemment en être de même en présence d'une forme qui s'accompagne d'un cortège symptomatique pareil.

M. Bouchard a bien voulu nous autoriser à publier le résultat de ses recherches. Il nous a inspiré l'idée de ce travail et nous a guidé de ses conseils. Qu'il veuille bien agréer ici l'expression de notre sincère reconaissance.

INTRODUCTION.

Avant de relater le cas qui fait l'objet de ce travail, et de discuter les diverses particularités qu'il a présentées, il nous paraît indispensable de rappeler en quelques mots sous quelle forme les oreillons se présentent le plus souvent à l'observation.

Les oreillons sévissent le plus souvent d'une façon épidémique. Ils sont contagieux ainsi que le démontrent de nombreuses observations. Plus fréquents dans les climats froids, et dans les saisons froides de l'année, on les rencontre cependant aussi, bien que moins souvent, dans les conditions opposées, si bien que le froid peut bien être une cause adjuvante, mais n'est évidemment pas la cause unique de cette maladie. Ils frappent de préférence les enfants au-dessus de deux ans, et les jeunes gens. Les jeunes soldats pour lesquels la vie militaire crée des conditions de réceptivité particulière, soit du fait de la vie en commun qui facilite la propagation du contage, soit du fait de l'absence d'acclimatement, y sont plus particulièrement exposés.

Après une période d'incubation de durée variable, et quelques prodromes tels que malaise, courbature, inappétence, quelquefois des épistaxis, ou bien sans période prodromique appréciable, il survient des douleurs dans une des régions parotidiennes, qui ne tarde pas à augmenter de volume; généralement l'autre parotide se prend peu de temps après, mais l'envahissement est rarement simultané. En même temps, il y a de la sécheresse de la gorge et l'écartement des mâchoires devient pénible et douloureux. Le gonflement atteint un degré variable, s'étend parfois aux glandes sous-maxillaires. Dans les cas intenses, il se joint à la fluxion glandulaire de l'œdème du tissu cellulaire. Même dans des cas exceptionnels, la parotidite épidémique se termine par suppuration, Mais, en général, après avoir atteint un certain degré, la tuméfaction diminue vers le 4e jour.

Tantôt alors les choses en restent là; tantôt il survient de la fièvre plus ou moins intense, quelquefois accompagnée de symptômes nerveux graves, et, au bout de 24, 36, 48 heures, l'un des testicules devient le siège d'un gonflement douloureux.

L'orchite ourlienne frappe le plus souvent le corps de la glande, quelquefois l'épididyme. Elle atteint son apogée vers le 4e jour, reste deux jours stationnaire, puis commence à décroître.

Le plus souvent, un seul des testicules se prend; plus rarement, il y a orchite double.

L'orchite se termine souvent par l'atrophie totale ou partielle du testicule.

D'autres glandes encore ont pu être atteintes : les mamelles, par exemple, chez la femme, les reins dans un petit nombre de cas.

La terminaison est généralement favorable. Cependant on a cité quelques cas de mort soit par asphyxie, soit par complications cérébrales, soit encore par néphrite.

Nous nous bornerons à cet exposé succinct du tableau que présente le plus habituellement la maladie, nous réservant de revenir plus complètement sur les divers symptômes en les rapprochant de ceux qu'à présentés notre malade.

OBSERVATION DU SERVICE DE M. LE PROFESSEUR BOUCHARD

à l'hôpital Lariboisière (1).

Le nommé Morin (Armand), âgé de 24 ans, garçon marchand de beurre à la halle, de constitution vigoureuse, est entré le 20 septembre 1883, salle Saint-Landry, lit no 18.

Le père de cet homme est âgé de 59 ans et bien portant ; sa mère est morte subitement à l'âge de 57 ans. Il a perdu deux sœurs et un frère en bas âge, mais ne sait nous dire de quelle maladie.

A l'âge de 12 ans, il eut la fièvre typhoïde et resta deux mois au lit.

Il eut également pendant son enfance de l'impétigo du cuir chevelu, et vers l'âge de 17 ans, une conjonctivite qui dura un mois.

Il n'a jamais eu ni syphilis, ni rhumatisme.

Il est employé aux halles depuis des années et travaille depuis deux mois chez un marchand de beurre. Son métier est assez fatigant. Il travaille de 4 heures du matin à 8 heures du soir, n'interrompant son travail que pour le repas de midi, et portant des charges assez lourdes. Mais il se nourrit convenablement et ne fait point d'excès alcooliques.

Il habite en garni ; n'a pas changé de logement depuis deux mois, et ne se rappelle pas avoir vu dans son entourage des personnes atteintes d'une affection analogue à la sienne.

Le mardi 18 septembre, il alla à son travail comme d'habitude. Vers midi, il commença à éprouver un certain malaise et déjeuna sans appétit. Bientôt survinrent de violents maux de tête. Il quitta son travail, mais ne prit le lit que vers 8 heures du soir. Vers cinq

(1) Nous nous sommes servi dans la rédaction de cette observation de nos propres notes et de celles qu'a bien voulu nous communiquer M. Louis Guinon, externe du service.

heures, les paupières commencèrent à gonfler et il éprouva une sensation de cuisson dans les yeux, sans trouble de la vue. Il eut des nausées et deux vomissements alimentaires. Il ne put prendre son repas du soir. A ce moment, il n'y avait encore que du gonflement des paupières et de la rougeur des mêmes régions; il n'y avait encore ni gonflement, ni rougeur des régions parotidiennes.

Dans la nuit du 18 au 19, il y eut des maux de tête, de la fièvre et de l'insomnie.

Le 19 au matin, il remarqua que ses joues et son cou étaient enflés et rouges, et ressentit une sensation de cuisson dans les mêmes régions, sans douleur proprement dite. Il y avait une grande sécheresse de la gorge ; la déglutition était difficile et douloureuse. Vers midi, épistaxis assez abondante.

Il garda le lit toute la journée du mercredi. Le soir, il fit venir un médecin qui prescrivit un vomitif. Il vomit abondamment et se trouva un peu soulagé.

Dans la nuit, il eut encore des maux de tête, et de l'insomnie.

Le jeudi 20 au matin, le gonflement des joues et du cou avaient encore augmenté. Les maux de gorge étaient plus violents, et les maux de tête persistaient. Le malade se fit transporter à l'hôpital.

On constata au moment de l'entrée, de l'œdème et de la rougeur des paupières, et de l'œdème sous-conjonctival sans fausses membranes, ni exsudat purulent.

Les régions parotidiennes, sous-maxillaires, et tout le cou étaient le siège d'un gonflement énorme, avec empâtement de toute la région depuis les articulations temporo-maxillaires jusqu'au sternum. Les parties œdématiées étaient le siège d'une rougeur diffuse.

L'isthme du gosier était difficile à voir en raison du gonflement énorme du cou, qui ne permettait pas au malade d'ouvrir largement la bouche. Dans la partie qu'on pouvait explorer, on n'apercevait pas de fausses membranes, mais de la rougeur et sur la voûte palatine un fragment d'exsudat concret, non adhérent ; ni coryza, ni bronchite.

On prescrivit une potion avec 60 gr. de rhum et des injections dans la bouche et entre les paupières avec la solution de borate de soude au 100e.

Le soir, T. 41,1 ; même état local. Nouvelle potion avec 40 gr. de rhum.

21 sept., matin (4e jour). *État actuel.*

Les paupières sont œdématiées, les conjonctives rouges avec œdème sous-conjonctival. L'aspect des yeux rappelle la conjonctivite purulente, mais il n'y a pas de pus dans les culs-de-sac conjonctivaux, ni à la surface de la cornée.

Les régions parotidiennes, sous-maxillaires, sus et sous-hyoïdiennes sont considérablement tuméfiées, et donnent à la tête un aspect piriforme. Les mêmes régions donnent la sensation d'un empâtement profond, dur, peu douloureux, recouvert d'un œdème superficiel, élastique du tissu cellulaire. L'œdème s'étend jusqu'au sternum, qu'il déborde un peu en avant.

Les téguments des joues et du cou présentent une teinte rouge diffuse, sans développement des veines sous-cutanées.

A l'aspect du malade, on songe immédiatement à trois affections, le gonflement des diphthéries graves; le phlegmon de l'angine scarlatineuse, enfin les oreillons. Les deux premières doivent être éliminées, la diphthérie parce qu'il n'y a pas de fausses membranes de la gorge, la scarlatine parce qu'il n'y a pas trace d'éruption.

Les lèvres laissent écouler la salive.

Sur les gencives et la face interne des joues, on voit un enduit pultacé peu épais, peu adhérent, diffluent, qui ressemble à l'épithélium desquamé.

L'exsudat se présente avec les mêmes caractères sur le voile du palais, les amygdales, et la paroi postérieure du pharynx ; nulle part il n'est adhérent.

Le malade expulse des mucosités filantes, mais pas de fausses membranes.

La déglutition est douloureuse.

Respiration libre, pas trace de signes stéthoscopiques.

Bruits du cœur normaux.

Langue couverte d'un enduit sabbural. Pas de vomissements, mais trois selles diarrhéiques depuis l'entrée.

Rate très volumineuse.

Le malade n'a pas uriné depuis hier soir. La vessie est vide. L'urine d'hier soir contient une grande quantité d'albumine rétractile.

Température 39°,6. Pouls fréquent, ample, régulier.

Sans pouvoir encore formuler un diagnostic d'une façon précise, on peut affirmer cependant que nous sommes en présence d'une maladie infectieuse.

Telle est l'opinion de M. Bouchard, qui institue aussitôt un traitement antiseptique.

1° Potion avec eau-de-vie..... 50 grammes.
Acide phénique............ 0 gr. 50 cent.

2° Sulfate de quinine.. 2 gr. } en 8 paquets d'heure
Acide salicylique... 2 gr. } en heure.

Le soir, on constate une amélioration notable de l'état général. La temp., est à 39°,8.

Le 22 (5e jour). L'amélioration continue. Le malade a pu dormir une heure cette nuit. Il a transpiré abondamment.

Le malade est moins abattu. Mais il se plaint d'une vive céphalalgie, et de douleurs dans les paupières.

L'œdème superficiel a presque entièrement disparu. Les glandes salivaires sont toujours empâtées et douloureuses. La face est rouge, les paupières tuméfiées.

Les lèvres et les gencives sont desquamées. Les amygdales et la luette portent quelques détritus pultacés; à la face interne de la joue droite, cet exsudat forme une plaque blanchâtre que, d'ailleurs, on enlève très facilement et qui tombe en détritus.

La langue est sèche et rouge.

L'urine est trouble, noirâtre, analogue à de l'urine phéniquée.

Recueillie dans un verre flambé et examinée immédiatement après l'émission, elle contient un nombre considérable de bâtonnets et des spores, soit isolés, soit réunis en chapelets. Le champ du microscope en est rempli et tous les points de la préparation en contiennent.

Le sang contient des leucocytes en grande abondance et un nombre énorme d'hématoblastes. Les éléments ne sont nullement déformés.

T. M. 38°,1 ; T. S. 39°. Même traitement.

Dans l'après-midi, on prend un peu de salive sous-maxillaire, après avoir fait rincer la bouche au malade. Elle contient beaucoup de bâtonnets. Mais comme la salive n'a pas été recueillie rigoureusement à l'émergence du canal de Warthon, on ne peut rien conclure de cet examen.

Le 23 (6e jour). L'amélioration continue. L'œdème diminue de plus en plus. Il n'existe plus que très peu de gonflement des glandes salivaires. Dysphagie moins accusée.

Face postérieure des lèvres toujours dépouillée; le voile du palais présente encore quelques traces d'exsudat pultacé. La langue est encore sèche.

Pas de garde-robes depuis hier matin. Le ventre est normal. La rate est douloureuse et déborde encore le rebord des fausses côtes.

Les urines présentent les mêmes caractères qu'hier : 700 grammes, même quantité d'albumine.

Le pouls est régulier : 68 par minute.

Le tracé sphygmographique donne une ligne d'ascension brusque et une descente interrompue par un ressant très marqué. Température 38°,3.

Le matin, on ne peut avoir d'urine fraîche. Dans l'après-midi, M. Capitan peut en recueillir. Il ne trouve que quelques rares éléments qui se rapprochent des bâtonnets, mais qui ne sont pas absolument caractéristiques.

On supprime le sulfate de quinine et l'acide salicylique; on maintient la portion phéniquée et le rhum.

Dans l'après-midi, le malade fut exposé à un courant-d'air. Environ une demi-heure après, les paupières recommencèrent à gonfler.

Le soir, nous trouvons un gonflement des paupières beaucoup plus considérable et l'œdème sous-conjonctival très prononcé. T. 38,7.

Le 24 (7e jour). Le gonflement des paupières et le chémosis ont encore augmenté depuis hier soir. La conjonctive oculaire boursouflée et grisâtre fait saillie entre les paupières.

On fait une moucheture et on examine la sérosité au microscope. Aucun élément organisé caractéristique.

Sur le voile du palais, la luette et les amygdales, plaques irrégulières d'exsudat assez épais, mais aussi diffluent que le jour de l'entrée. Langue sèche et rouge.

Respiration calme, normale.

Les battements du cœur présentent quelques irrégularités, sans souffle.

Pouls, 64.

La quantité d'urine émise dans les vingt-quatre heures ne peut être appréciée exactement, mais ne dépasse pas 800 à 1,000 gr. Elle est moins trouble, toujours brunâtre, contient très peu d'albumine non rétractile, pas de bactéries et pas de globules sanguins.

Pas de selles depuis deux jours.

Traitement. — Sulfate de quinine, 1; acide salicylique, 2; calomel, 0,50.

Soir. Même état; œdème des paupières avec rougeur intense, exophthalmie légère. Œdème sous-conjonctival très prononcé. Rougeur diffuse des joues, sans œdème.

L'œdème du cou et le gonflement des glandes parotides et sous-maxillaires ont entièrement disparu. La lèvre supérieure est un peu œdématiée.

Le voile du palais et la luette sont recouverts d'un exsudat blanc disposé par petites plaques arrondies, ressemblant comme aspect à l'herpès du pharynx.

Les battements du cœur sont un peu sourds, mais redevenus réguliers. Le pouls est régulier, lent, à 72.

Auscultation et percussion du poumon normales. R. 28.

Ni œdème, ni éruption, ailleurs qu'à la face.

T. M. 38,6; S. 38,5.

Le 25, matin (8e jour). Grande amélioration. Le malade a dormi plusieurs heures, sans transpiration. L'œdème des paupières et l'œdème sous-conjonctival ont beaucoup diminué surtout à gauche

Pouls très ralenti à 56. R. 24. T. 37,8.

Rien à l'auscultation ni à la percussion du poumon ni du cœur.

Voile du palais et luette toujours recouverts d'un détritus blanc, disposé en plaques isolées, comme dans l'angine herpétique.

Il y a eu 3 ou 4 selles après l'administration du calomel.

Urine. 600 gr.; mêmes caractères qu'hier; contient peut-être un peu plus d'albumine.

T. M. 37,8. S. 38,7.

Traitement. — Potion avec acide phénique et rhum, pas de quinine ni d'acide salicylique.

Soir. Aspect plus grisâtre des exulcérations du fond de la gorge. Œdème sous-conjonctival encore diminué.

Rien à l'auscultation ni à la percussion.

Le 26, matin (9ᵉ jour). Tout gonflement a disparu. Les paupières sont dégonflées, mais la conjonctive est encore congestionnée.

Les téguments sont très pâles ; les muscles des membres inférieurs sont atrophiés et les cuisses sont flasques.

La rate a diminué et n'est plus douloureuse.

Langue moins sèche, mais saburrale.

Même aspect du voile du palais.

La déglutition est plus douloureuse.

Pouls calme : 60 pulsations.

Urine de couleur normale, très chargée de sels. Albumine beaucoup moins abondante.

Température 38°.

Traitement. — Sulfate de quinine, 1 gr. ; acide salicylique, 1 gr. 50.

Soir. Le gonflement des deux régions parotidiennes a reparu et est assez prononcé. Il y a aussi plus de rougeur des joues. Gonflement des paupières et œdème sous-conjonctival de moins en moins prononcés. Pas d'œdème du cou.

Même état de la gorge qu'hier. Langue sèche et couverte d'un exsudat blanc comme les jours précédents.

Léger prolongement du premier bruit du cœur à la pointe; rien à l'auscultation du poumon.

T. S. 38,4. P. 64. R. 24.

Pas de fluxion testiculaire; le malade n'a d'ailleurs jamais présenté de gonflement du testicule depuis l'entrée.

Le 27, matin (10ᵉ jour). Le gonflement des régions parotidiennes persiste ; il est strictement limité aux deux glandes et il n'y a pas d'œdème superficiel.

La gorge est très douloureuse, et le voile couvert d'exulcérations.

Les conjonctives sont encore rouges, mais il n'y a plus de chémosis.

La langue est toujours sèche. Inappétence.

Pas de garde-robes depuis hier.

La rate n'est plus douloureuse.

La pression longtemps prolongée sur la parotide droite en fait sourdre une goutte de salive louche et muqueuse.

Au microscope, elle présente un grand nombre de leucocytes et de granulations ressemblant à des micrococcus, quelquefois réunies deux par deux.

Sur une pièce colorée au violet, les éléments végétaux sont évidents; ce sont des bâtonnets très courts. Il y a des spores réunies deux par deux.

Urine : 1,250 gr. Chargée de sels, contient très peu d'albumine.

Battements du cœur irréguliers.

Pouls : 50 par minute.

Traitement. — Sulfate de quinine, 1 ; acide salicylique, 2.

Soir. Il n'y a plus d'irrégularités du cœur. Rien à l'auscultatio du poumon.

Fluxion parotidienne diminuée. Exsudat de la gorge en voie de disparition.

Toujours pas de fluxion testiculaire.

P. 60. R. 24. T. M. 37,9, S. 37,9.

Le 28, matin (11e jour). La fluxion parotidienne a encore diminué, mais les glandes sous-maxillaires sont gonflées légèrement. La pression sur ces glandes fait sourdre par le canal de Warthon. une salive filante et trouble.

L'exsudat de la bouche n'est plus représenté que par quelques petites taches sur les piliers. Il n'y a plus d'exulcérations que sur le voile.

Langue sèche et rouge.

Une garde-robe hier.

Cœur normal. Pouls lent, 52 puls. par minute.

Respiration 20 par minute.

Urine claire, très odorante : 2,700 gr.

Suppression de la quinine et de l'acide salicylique.

Soir. Le gonflement des régions parotidiennes a encore diminué; il y a moins de rougeur des joues et des paupières ; ces dernières sont entièrement dégonflées et desquament.

Le chémosis a presque entièrement disparu. La conjonctive oculaire reparaît blanche.

Toujours du gonflement des glandes sous-maxillaires.

Pouls régulier, 64 puls. par minute. Battements du cœur régulier, sans souffle.

Respiration normale, 24 par minute.

T. M. 37,5; S. 38,6.

Le 29 (12e jour). Le sommeil est bon. Les glandes ont repris leur volume normal. La langue a les mêmes caractères. Il n'y a pas d'exsudat, mais il reste une petite exulcération sur la moitié droite du voile.

Pas d'appétit. Deux garde-robes.

Cœur régulier. Pas de souffle. 50 pulsations par minute.

Urine : 2,800.

T. M. 37°,3; T. S. 37°,5.

Le 30 (13e jour). Nouvel œdème de la paupière gauche. Il présente la même couleur rouge. La conjonctive est congestionnée dans l'angle externe de l'œil, ce qui semble en rapport avec l'inflammation de la glande lacrymale.

L'état général cependant n'est pas mauvais. Il n'y a pas de fièvre. La gorge est en bon état. Le cœur reste normal. Pouls 48°.

Urine : 2,300. Quantité très minime d'albumine.

T. M. 37°,4; T. S. 37°,9. Traitement : calomel 1 gramme.

Le 1er octobre (14e jour). La paupière gauche est encore rouge, mais l'œdème a disparu, sauf dans l'angle externe; à ce niveau, on sent manifestement un empâtement dû probablement à l'hypertrophie de la glande lacrymale.

Pouls : 52 par minute. Deux garde-robes après la purgation.

La gorge reste rouge, mais sans exsudat ; les ulcérations ont disparu.

Le 2 (15e jour). Les paupières ne sont plus gonflées, mais sont encores rouges et desquament. Les conjonctives ont repris leur aspect normal.

Le gonflement des glandes parotides et sous-maxillaires a entièrement disparu. Il y a toujours une rougeur diffuse des joues.

La gorge est encore rouge, mais il n'y a plus d'exsudat. La langue est dépouillée, ses papilles saillantes. Toujours pas de fluxion testiculaire.

Urines : 1,750 grammes depuis hier soir, ne contiennent pas d'albumine.

Battements du cœur lents, réguliers, sans souffles, ni prolongements ; pouls 52 par minute.

Auscultation et percussion du poumon ne révèlent rien d'anormal. Resp. 20 par minute.

Le malade a beaucoup maigri.

Soir. De nouveau un peu de rougeur des deux conjonctives à l'angle externe, et un peu d'œdème à ce niveau.

P. 48° ; R. 28 ; T. M. 37°,4 ; T. S. 37°,1.

Le voile du palais et l'isthme du gosier présentent encore une légère rougeur, en pointillé. Sans desquamation épithéliale. La salive est visqueuse, adhérente. Il y a toujours de la sécheresse de la gorge, mais plus de douleur en avalant.

Battements du cœur lents, réguliers, normaux.

La rate se délimite encore à la percussion et mesure environ 10 centimètres dans tous les sens.

Le foie présente ses dimensions normales.

Le 3. Matin. La rougeur des conjonctives oculaires a beaucoup diminué. Rien au cœur. Rien au poumon. Pas de fluxion testiculaire.

Traces d'albumine non rétractile. Pas de sucre.

Urines : 2,250.

Pouls 52. Respiration 24.

T. M. 37°,2 ; T. S. 37°,5.

Soir. Pouls 56. Respiration 24.

Le malade commence à avoir faim ; il n'a pris jusqu'ici que du lait et du bouillon.

La sécheresse de la gorge a beaucoup diminué.

Le 4. T. M. 37°,2 ; P. 64 ; R. 24. Urines 2,800.

Le 4. Soir. La conjonctive est encore un peu rouge au niveau des culs-de-sac.

Les paupières présentent encore une teinte rosée, avec desquamation furfuracée.

Les joues présentent également une teinte rosée.

La langue est encore dépouillée à la pointe et sur la ligne médiane.

L'isthme du gosier est de moins en moins rouge et l'épithélium se reforme.

La lèvre inférieure est encore un peu dépouillée.

T. 37°,8 ; P. 52 ; R. 28.

Urines très claires, pâles, limpides.

Pas trace de fluxion testiculaire.

Le 5. Matin. Urines 2,150, claires.

T. 37°,4 ; P. 108; R. 32. Le malade vient de se lever pour la première fois. Le pouls est très faible et dépressible.

On commence l'alimentation.

Soir. T. 37°,3; P. 60.

Le 6. Matin. T. 37°,1 ; P. 64; R. 20.

Les paupières et les conjonctives ont repris leur aspect normal.

La lèvre inférieure et la langue ne sont plus dépouillées de leur épithélium.

Urines claires, limpides. Le réactif de Tanret y détermine un léger trouble qui se redissout en partie par la chaleur.

Soir. T. 37°,5 ; P. 60.

Le 7. T. M. 37°; T. S. 37°,8.

Le 8. Très légères traces d'albumine non rétractile. Urine claire.

T. M. 37°,7 ; T. S. 37°,7; P. 56.

Soir. Le malade a encore maigri ces derniers jours. La langue est encore entièrement dépouillée à la pointe. Il en est de même de la face interne de la lèvre inférieure. Le malade accuse une sensation de cuisson au passage des aliments. Il se lève une partie de la journée, et n'accuse pas une grande faiblesse.

Toujours un peu de rougeur des joues et des paupières.

Le malade boit un litre de lait et mange environ un degré avec appétit.

Toujours potion avec acide phénique 0,50 et rhum 0,60.

Potion avec extrait thébaïque 0,05, depuis plusieurs jours à cause de l'insomnie.

Le 9. T. M. 38°,5; P. 76; T. S. 38°,1; P. 60. Un peu de céphalalgie ; garde-robes régulières.

Le malade a été vacciné étant enfant, mais non revacciné et porte au bras des cicatrices légitimes de vaccine. Vergetures à la face interne des deux genoux (restes d'une fièvre typhoïde survenue pendant la croissance).

Le 10. Maux de tête complètement disparus. T. 37°,5 ; P, 56.

Soir. Maux de tête reparus. T. 38° ; P. 72.

Le 11. T. M. 37°,7 ; P. 50; T. S. 37°,9.

Le 12. T. M. 37°,1 ; P. 60. Urines 1,500 grammes. Langue vernissée.

Le 14. Encore des traces d'albumine non rétractile.

Langue et gorge revenues à leur état normal.

Le malade se lève toute la journée, et ne ressent guère de faiblesse. T. M. 37°,3 ; T. S. 38°.

Le 15. Pas d'albumine. Urines fraîches, contiennent des grains inégaux qui ne paraissent pas être des bactéries.

Le malade pèse 63 kilog. T. M. 37°,3 ; T. S. 37°,6 ; P. 72.

Le 20. Les forces reviennent. La rate ne se délimite plus à la percussion ; pas trace d'albumine. Soir, pouls 72.

Le 23. Urines contiennent de très légères traces d'albumine ; pas de bactéries.

Le 25. Le malade pèse 66 kilog. Il a augmenté de 3 kilog. en 10 jours. Il sort de l'hôpital sur sa demande, encore considérablement amaigri.

CHAPITRE I.

SYMPTOMATOLOGIE.

Analysons successivement les diverses particularités de notre observation et voyons en quoi elle diffère et en quoi elle se rapproche des descriptions classiques.

Les antécédents du malade ne nous apprennent rien sur l'étiologie de la maladie. Tout au plus pourrait-on dire qu'il faisait un métier fatigant et a pu ainsi se mettre en état de réceptivité morbide. Mais c'était un garçon vigoureux, à masses musculaires bien développées, et capable de résister longtemps à la fatigue résultant de travaux assez pénibles. Il ne paraît pas non plus s'être exposé au froid. Enfin, il ne se rappelle pas avoir été en contact avec des personnes atteintes d'oreillons. Nous reviendrons plus loin sur cette particularité, et nous verrons comment il faut, suivant nous, l'interpréter.

Passons de suite à l'examen des divers symptômes.

Prodromes.

La fluxion de l'appareil glandulaire a été précédée de quelques prodromes. Quelques heures avant l'apparition de l'œdème palpébral, première manifestation locale de la maladie, il y avait eu du malaise, de la fièvre, de l'inappétence, des vomissements.

Ces phénomènes prodromiques ne sont pas constants dans les oreillons.

Suivant Rillet (1), les prodromes étaient rares dans l'épidémie de Genève. Lorsqu'ils existaient, ils précédaient les symptômes locaux de douze, vingt-quatre, trente-six heures, et consistaient en malaise général, fièvre avec ou sans vomissements.

M. Cadet de Gassicourt n'a le plus souvent pas observé de prodromes. « Quand ceux-ci existent, dit-il, ils ne présentent rien de spécial et sont caractérisés par un peu de fièvre, de la courbature, de l'inappétence, parfois des vomissements. Le délire, les convulsions, signalés par quelques auteurs à la période de début chez les plus jeunes enfants, ont fait défaut dans les cas observés par nous (2). »

Lichtenstein (3) dit qu'ils ne se montrent que dans un petit nombre de cas, ne durent jamais plus de trois jours, et consistent en fatigue, prostration, céphalalgie, légers frissons, manque d'appétit.

D'autres les ont observés plus souvent :

Constatt (cité par Laveran) admet qu'il y a généralement des prodromes.

Suivant Bouchut (4) « les oreillons s'annoncent par

(1) Mémoire sur une épidémie d'oreillons qui a régné à Genève pendant les années 1848 et 1849. Gaz. méd. de Paris, 1850.

(2) Clinique des maladies de l'enfance, t. II, p. 231.

(3) Gerhardt's Handbuch der Kinderkrankheiten, t. II.

(4) Gaz. des hôp., 1853.

de la courbature et une grande lassitude accompagnées d'une faible agitation générale ou fébrile; puis apparaissent les symptômes locaux. »

Sorel (*Revue mensuelle*, 1877) décrit également des phénomènes prodromiques : « Un malaise général caractérisé surtout par une résistance moindre à la fatigue, mais sans frissons ni fièvre, précède et accompagne l'oreillon au début. »

Jourdan (1) a noté soit avant la fluxion parotidienne, soit à son début, des épistaxis plus ou moins abondantes, indiquant en général une gravité plus grande de l'affection.

Rien d'ailleurs, si l'on ne considère que l'état général du malade, ne sépare la période prodromique des oreillons de la maladie proprement dite : la fièvre se continue avec les mêmes caractères; le malaise, l'inappétence, l'insomnie, persistent le plus souvent, une fois la fluxion parotidienne effectuée et ne disparaissent que quelque temps après, tantôt en même temps que les symptômes locaux, tantôt un peu avant.

C'est ainsi que les choses se sont passées chez notre malade, c'est ainsi qu'elles se passent le plus souvent, toutes les fois du moins qu'il y a un état fébrile appréciable.

Symptômes généraux.

Fièvre. — La fièvre a été un élément capital de la maladie dans notre cas. Elle a atteint un degré insolite

(1) Recueil des mémoires de médecine militaire, 1878. Epidémie de Dax.

et a présenté les caractères spéciaux aux maladies cycliques.

Elle existait sans doute dès le début, et atteignait une grande intensité, le 3 juin, au moment où le malade a été soumis à notre observation. Le thermomètre marquait à ce moment 41°1 dans le rectum.

Le 4e jour, T. : m. 39°6; s. 39°8.

Le 5e jour, T. : m. 38°1 ; s. 39°.

Le 6e jour, T. : m. 38°3 ; s. 38°7.

Le 7e jour, T. : m. 38°6 ; s. 38°5.

Le 8e jour, T. : m. 37°8 ; s. 37°7.

La température n'a donc été normale que le 8e jour.

Le 9e jour, légère poussée fébrile (38°4 le soir), coïncidant avec une nouvelle fluxion parotidienne.

En somme, fièvre très intense au début, diminuant avec la diminution de la fluxion parotidienne, reparaissant moins intense avec la nouvelle fluxion moins intense aussi des glandes parotides. Défervescence rapide.

M. le Dr De Cours a bien voulu nous communiquer l'observation suivante, dans laquelle une fièvre intense accompagna la fluxion parotidienne.

Observation communiquée par M. le Dr de Cours.

Mme V..., 23 ans, tempérament lymphatique, me fit appeler le lundi soir, 3 septembre. Je la trouvai assise, le visage fortement coloré, les yeux larmoyants, en proie à une fièvre très ardente. La veille et l'avant-veille, violents frissons. Lassitude générale, courbature, pouls large et fréquent battant 120 fois par minute.

Pas de maladies antérieures, si ce n'est la rougeole. Je l'engage à se coucher.

Elle me raconte que sa petite fille, âgée de 4 ans et demi, a été malade quinze jours avant et qu'elle est aujourd'hui en pleine convalescence. Couchant dans la même chambre que sa mère, sa maladie aurait commencé par une fièvre très vive et des douleurs, près des oreilles, qui lui arrachaient des cris. Epistaxis répétées; tuméfaction très nette au niveau de la région parotidienne ayant débuté d'un seul côté et bientôt envahi les deux. Un médecin appelé à ce moment lui dit que c'étaient des oreillons. La tuméfaction et la douleur augmentèrent les jours suivants. Le médecin, devant quelques jours après se prononcer sur la nature d'une éruption qui couvrait une partie de la région antérieure du corps et *occasionait des démangeaisons très vives*, diagnostiqua un urticaire.

La fièvre dura très forte quatre ou cinq jours.

Mme V... se plaint aussi, de son côté, d'une douleur violente localisée au devant de chaque oreille, s'exaspérant par la pression et par suite des mouvements de déglutition. Pas de tuméfaction notable ni de changement de couleur à la peau.

Langue sèche, inappétence, soif vive. T. A. 39,5. Emméto-cathartique, sulfate de quinine. Embrocations calmantes sur la région douloureuse.

Le 4, soir. Fièvre plus vive que la veille. T. A. 40°. Régions parotidiennes très tuméfiées et très douloureuses, anxiété très grande.

Le 5. Douleur un peu moins vive, sécrétion salivaire tarie. La muqueuse bucco-pharyngée est rouge, sèche, luisante, recouverte au niveau des amygdales d'un enduit pultacé se détachant facilement et laissant la muqueuse indemne. Sentiment de sécheresse très pénible dans toute la cavité buccale et pharyngienne. La malade n'avale qu'avec une très grande difficulté et au prix de vives douleurs.

Appareil fébrile à peu près aussi intense. Sulfate de quinine. Gargarismes émollients, etc.

Le 6. Mme V... va un peu mieux. La douleur et le gonflement diminuent, mais les mouvements de déglution sont toujours extrêmement pénibles.

Les jours suivants, diminution graduelle de tous les symptômes. La malade entre en convalescence après avoir accusé une douleur très vive dans l'oreille gauche.

Ainsi les prodromes ont duré ici trois jours. La fièvre, très intense pendant les prodromes, a persisté encore au moins deux jours après que la fluxion parotidienne s'était effectuée.

Bien que la plupart des auteurs signalent un léger mouvement fébrile au début des oreillons, la température a été rarement prise d'une façon méthodique, et, quand elle l'a été, elle a rarement atteint les chiffres élevés que nous avons observés.

Sorel (1) qui nous donne une description très complète du cycle fébrile de l'orchite ourlienne, n'a noté une élévation thermique au moment de la fluxion sur les glandes salivaires que dans un cas d'oreillons frappant les glandes sous-maxillaires seules. La défervescence se fit le 5e jour.

Luhe (2) dit que la maladie est le plus souvent apyrétique. Cependant, une douzaine de malades eurent 393 dans l'anus.

Wagner (3) dit que « la fièvre était modérée chez tous les malades et présentait seulement une légère élévation vespérale dans la période d'augmentation de la fluxion. Dans un cas, je pus, dit-il, constater, deux jours avant l'apparition des premières traces de fluxion, une élévation notable de la température vespérale. »

Saltmann (4) a observé une température assez élevée

(1) Loc. citato.

(2) Eine Parotitis Epidemie. Berlin. Klin. Wochenschrift, 1879, n° 40.

(3) Jahrbuch der Kinderheilkunde, 1869, 2, p. 335.

(4) Jahrbuch der Kinderheilkunde, 1877, t. XII.

au début : « La température s'éleva, dans la majorité des cas, rapidement à 39°, à 39°5, pour baisser ensuite au début du gonflement de la glande, se maintenir à une élévation moyenne de 38°2 à 38°5 (dans le rectum) et revenir à la normale dans tous les cas observés avant la disparition du gonflement. »

Gerhardt (1) pense que jamais la maladie n'est complètement apyrétique et déplore qu'on n'ait pas pris la température dans certains cas accompagnés d'état typhoïde.

Suivant Lichtenstein, « partout où l'on a porté son attention sur la température, on a pu se convaincre que la parotidite épidémique s'accompagne de fièvre, il es vrai à des degrés bien différents ; elle apparaît dans la période prodomique et cède souvent avant la disparition des accidents locaux. »

Les manifestations fébriles les plus graves se montren en général là où l'intensité de la parotidite est la plus grande ; de plus, l'acmé de la fièvre coïncide avec le maximum de la fluxion parotidienne et la défervescence avec le début de la résolution de l'inflammation. Quand il y a une rechute, il y a une nouvelle élévation fébrile séparée de la première par une période apyrétique ou par une simple rémission.

La durée de la fièvre est fixée par lui à cinq à sept jours. Il cite des cas où la température s'est élevée jusqu'à 40°.

M. Cadet de Gassicourt, dans les cas qu'il a observés, n'a noté qu'une légère élévation de température ; « la tem-

(1) Lehrbuch der Kinderkrankheiten, 3e éd., 1875, p. 125.

pérature a rarement dépassé 38°5 ; lors même qu'elle a été le plus véhémente, le thermomètre ne s'est pas élevé au-dessus de 39°6, et cela pour fort peu de temps » (1).

En résumé, lorsque la fièvre accompagne la fluxion parotidienne, son intensité est variable : les chiffres de 39° à 39°5 ne sont pas rares; et les chiffres de 40° et au-dessus ont été observés exceptionnellement.

L'apparition de la fièvre est toujours précoce, contemporaine des accidents prodromiques (Wagner, Saltmann, Lichtenstein). Son intensité est le plus souvent proportionnelle à l'intensité des symptômes locaux. Elle est de peu de durée (sept à huit jours au maximum). Elle tombe en général avant la disparition du gonflement, quelquefois dès que celui-ci est effectué. Enfin, la défervescence est en général assez brusque.

Voilà les conclusions que nous pouvons tirer des cas où la température a été notée au début des oreillons.

A côté de ces faits, il en est d'autres où, bien que la température n'ait pas été prise, un mouvement fébrile très appréciable a été nettement indiqué.

C'est ainsi que Rillet, dans la relation de l'épidémie de Genève, dit que « les symptômes généraux consistaient dans de la fièvre, qui ne durait guère que 24 à 48 heures, elle ne s'est prolongée au delà que dans des cas très intenses. Plusieurs malades, les enfants surtout, ont eu des vomissements assez répétés, du premier au second jour, plusieurs aussi ont eu des épistaxis. Chez les adultes, un sentiment de lassitude générale,

(1) T. II, p. 331.

de fatigue, d'énervation. a accompagné les oreillons ou leur a succédé. »

Warnekros (1), décrit de la façon suivante la fièvre qui accompagne les oreillons :

« Cette inflammation des parotides s'accompagnait souvent de fièvre dans les premiers jours ; la fièvre débutait par un frisson, puis survenait de la chaleur, tantôt faible, tantôt plus forte, qui s'accompagnait parfois de douleur du ventre, mais plus souvent de malaise et de violents vomissements. Ces vomissements durèrent deux à trois jours, le malade vomissait tout ce qu'il prenait, et, de temps en temps, les vomissements étaient mélangés de bile et de mucosités. Cependant la fièvre et les vomissements n'étaient pas toujours intenses et quelques malades eurent seulement une légère fièvre catarrhale sans vomissements. »

Behr (2) signale la fièvre au début, surtout dans la période prodromique, qui serait le plus souvent de deux ou trois jours. — Il décrit des accidents nerveux avec fièvre violente, qui rappellent en tout les symptômes typhoïdes que d'autres ont vus avant l'apparition de l'orchite, mais qui ici se sont signalés par une nouvelle fluxion parotidienne.

« Le gonflement de la tête, dit-il, disparaît brusquement; il survient une fièvre violente, des maux de tête, les yeux deviennent brillants, il y a du délire, du marmottement, un affaissement considérable du malade.

(1) Epidémie de Greifswald. Journal de Hufeland, 1820, Bd 50, St. 3 S. 104.

(2) Journal de Hufeland, 1825, Bd. 61, St. I, S. 3.

Le pouls est très petit, serré et rapide. La température de la peau est élevée, la langue sèche ; au commencement, soif violente. Cet état grave se juge soit par la réapparition du gonflement des parotides, soit même par la mort. »

Nous croyons devoir résumer l'une des observations contenues dans ce mémoire, parce qu'elle nous montre une fièvre intense accompagnant chacune des nouvelles poussées sur les glandes salivaires.

Il s'agit d'un homme de soixante et quelques années, qui fut pris le 25 décembre de frisson et de chaleur.

Le 26. Fatigue, courbature, fièvre le soir. Insomnie.

Le 27. *Gonflement de la parotide droite* et du tissu cellulaire avoisinant. Le malade est levé. Les urines sont claires.

Le soir, fièvre intense, insomnie. Gonflement plus considérable, rougeur, *extension aux glandes sous-maxillaires*. Sueurs généralisées.

Dans la nuit du 27 au 28, sommeil bon et sueurs.

Le 29 au soir, vers 7 heures, le médecin est appelé en toute hâte, et trouve le malade les yeux fixes, marmottant, ayant de la céphalalgie, faisant souvent de grandes inspirations, pouls à 115, petit et serré.

Le gonflement de la tête a disparu, la face est plus pâle. Le malade a pris froid dans l'après-midi, est aussitôt devenu pâle, s'est couché, a parlé avec volubilité; et n'est plus calme que depuis une demi-heure. Le médecin a prescrit un vésicatoire et de la tisane de serpentaire et se retire ne conservant que peu d'espoir de sauver le malade,

30 décembre au matin. Le malade va mieux, mais bientôt après il retombe de nouveau dans le même état que la veille. La température du côté droit est moins élevée que du côté gauche. L'urine est rare, rouge.

Le soir, la fièvre a reparu, elle a été précédée de frisson et de douleur du côté gauche.

Le 31. La parotide gauche est prise. La tête est libre. Le malade a bien dormi. Le pouls est intermittent par moments (100 pulsations), l'urine est rare et trouble.

1er janvier. Gonflement comme la veille. Desquamation furfuracée commençante.

Le 2. Le gonflement diminue. Le pouls est normal. L'urine est abondante et trouble.

Le 7, soir. Le malade est guéri.

La ressemblance n'est-elle pas frappante entre les symptômes nerveux présentés par ce malade et ceux qu'a présentés le malade de Trousseau? Seulement les symptômes généraux ont précédé des nouvelles poussées sur les glandes salivaires au lieu de précéder une fluxion testiculaire.

Krügelstein (1) insiste sur la fièvre qui survint dans un certain nombre de cas dans l'épidémie qu'il eut l'occasion d'observer. La fièvre atteignait dans quelques cas une grande intensité et se modifiait suivant la constitution individuelle. Tantôt elle avait les caractères de la fièvre inflammatoire, tantôt ceux de la fièvre nerveuse. Quand elle précédait la fluxion elle diminuait ou disparaissait lors de l'apparition de celle-ci, mais, quand elle ne survenait qu'après la fluxion, elle durait autant qu'elle.

A côté de ces cas, où il y a eu une fièvre plus ou moins intense, il en est d'autres qui paraissent avoir été apyrétiques. Le plus souvent, la température n'a pas été prise. Dans un certain nombre d'autres, on s'est assuré, le thermomètre en mains, qu'il n'y avait aucune élévation thermique.

(1) Hufeland's Journal, 1835, Bd. 80, St. 6, S. 36. Ueber die angina parotidia.

Mais, ces cas apyrétiques ne le sont cependant peut-être qu'en apparence, l'évolution de la fièvre ourlienne étant de très peu de durée et le malade ne se présentant souvent à l'observation qu'alors que les symptômes généraux du début ont déjà disparu et qu'il ne reste plus que la lésion locale. Pour qu'il fût nettement établi que les oreillons peuvent évoluer sans la moindre élévation thermique, il faudrait que les malades se fussent toujours présentés à l'observation dès le début de la période prodromique. Dailleurs cette inappétence, ce malaise, cette sensation de fatigue, d'accablement du début, semblent bien indiquer qu'il y a eu à ce moment un léger mouvement fébrile.

Si nous comparons ce qui a été noté dans les diverses épidémies et ce que nous avons observé nous-même, au point de vue de la fièvre dans la fluxion des glandes salivaires, à l'évolution fébrile dans l'orchite ourlienne, nous trouvons que la fièvre présente exactement les mêmes caractères fondamentaux, qu'elle accompagne la parotidite ou qu'elle accompagne l'orchite.

M. Sorel (1) nous a donné une description très-complète des variétés du cycle fébrile dans l'orchite ourlienne.

Il rapporte à deux types le cycle thermique dans l'orchite ourlienne.

1° Défervescence complète le 5e jour.

Augmentation le 1er et le 2e jour; 39°5 à 40°, le

(1) Revue mensuelle, 1877, et Recueil des mémoires de médecine militaire.

3e jour. Défervescence, les 4e et 5e jours, se faisant enfin d'une façon continue.

2° Défervescence complète le 7e jour.

a) Fièvre congénère de la lésion locale.

Ligne ascensionnelle continue les 3 premiers jours, fastigium le 3e jour, (rarement plus de 40°). Souvent période d'état, le 4e jour. D'autres fois la défervescence commence le 4e jour et se complète les 5e, 6e, et 7e jours, surtout le 7e. D'autres fois, défervescence en escalier.

b) La fièvre précède la manifestation locale.

Celle-ci ne survient que le 3e jour et est très passagère.

c) L'orchite devient double.

Le 5e jour, nouveau fastigium, correspondant à la fluxion du second testicule : 2 fastigiums séparés par une rémission.

Dans un seul cas, la défervescence ne fut complète que le 14e jour.

Le Dr Védrènes (1) y ajoute deux nouveaux types.

Le 1er est constitué par une fièvre de trois jours avec fastigium le 2me jour et défervescence le 4e jour.

Le 2e, par une fièvre de cinq jours avec fastigium le 3e jour et défervescence le 6e.

La fièvre, dit le Dr Calmette (2), cède toujours à la fin du 1er septénaire.

Ainsi, même évolution cyclique, même durée que dans la fièvre qui accompagne la fluxion sur les parotides.

(1) Epidémie de l'Ecole polytechnique en 1881.
(2) Archives générales de médecine, 1883, p. 455.

Pour résumer ce qui a trait à la fièvre ourlienne nous dirons :

1° Que cette fièvre à une marche cyclique évoluant en 3, 4, 5, 6, 7 jours, ne se prolongeant que rarement plus longtemps.

2° Qu'elle se compose souvent de deux cycles fébriles surajoutés l'un à l'autre, le second commençant avant que le 1er soit entièrement terminé. Ce second cycle correspond à une nouvelle poussée, soit sur la même glande qui est le siège d'une nouvelle fluxion, soit sur la glande de même nom du côté opposé, soit encore sur le testicule si c'est la parotide qui a commencé ou inversement.

3° Enfin, qu'elle est indépendante de la localisation anatomique de la maladie qu'elle peut précéder, et qui n'a pas encore terminé son évolution quand la fièvre est déjà tombée.

La fièvre qui accompagne l'orchite ourlienne est souvent accompagnée, comme on sait, de symptômes typhoïdes.

Trousseau (1), Grisolle (2), Rizet (3), Michel (4), Debizé et Carpentier (5), Juloux (6), Servier (7), Lemarchand (8), Laveran (9), en rapportent de nombreux exemples.

(1) Arch. gén. de méd., 1854. Clinique de l'Hôtel-Dieu.
(2) Gazette des hôpitaux, 1866.
(3) Epidémie d'Arras.
(4) Thèse de Paris, 1866.
(5 Thèses de Paris, 1869.
(6) Recueil des Mémoires de méd. milit., 1876.
(7) Recueil des Mémoires de méd. milit., 1877.
(8) Thèse de Paris, 1876.
(9) Art. Oreillons du Dictionnaire Dechambre.

Dans tous les cas, l'état typhoïde caractérisé par de l'abattement, la langue sèche, des fuliginosités des lèvres, souvent du délire, ne permettait pas de douter de la nature infectieuse de la maladie dont il était en quelque sorte l'expression la plus élevée.

Tous ces cas d'état typhoïde se rapportent, il est vrai, non à la fièvre qui accompagne la fluxion parotidienne, mais à celle de l'orchite ourlienne.

Mais c'est si peu l'importance de l'organe atteint qui détermine cette intensité plus grande des phénomènes fébriles, que la fièvre précède dans le plus grand nombre de cas la localisation anatomique.

A côté des symptômes typhoïdes proprement dits, plusieurs auteurs ont encore observé des accidents cérébraux parfois mortels qu'on a rapportés à une métastase sur le cerveau ou sur les méninges.

Tels sont les cas de Hamilton, d'A. Cooper, de Franck, (cités par Laveran) ceux de Gailhard (1), ceux de Behr, que nous avons signalés plus haut.

Chez les enfants, on observe quelque fois des convulsions ; chez l'adulte, du délire, parfois du coma.

C'est aussi à des accidents cérébraux que M. Gillet (2) rapporte un cas de mort qu'il a observé. Un individu atteint d'oreillons fut pris, le 4 juin, de délire subit, puis de perte de connaissauce et ne tarda pas à succomber.

Nous avons vu chez notre malade la défervescence accompagnée de sueurs profuses, surtout la nuit.

Ces phénomènes critiques ont été observés au mo-

(1) Thèse de Montpellier, 1877.

(2) Gazette des hôpitaux, 1873.

ment de la résolution des oreillons par divers observateurs.

Constatt a observé des sueurs d'abord locales, limitées aux régions parotidiennes, se généralisant ensuite.

Krügelstein a vu des sueurs critiques, de la diurèse ; les épitaxis au moment de la défervescence,

Lichtenstein décrit également des sueurs et de la diurèse quand la défervescence se fait brusquement.

Sorel a noté de l'hypothermie après la défervescence dans un certain nombre de cas.

Pareille chose a été observée par Granier (1). Les températures de 36° et au-dessous ont été observées.

La lenteur du pouls dans la convalescence a le plus souvent coïncidé avec l'hypothermie. D'autres fois, elle a été observée isolément.

Il en a été ainsi dans le cas qui fait l'objet de ce travail.

Après la défervescence, notre malade a présenté d'abord des intermittences du pouls, puis un ralentissement très marqué. De 72, chiffre habituel chez cet homme, le pouls était tombé à 60 et même 56. Pareille chose a été notée par Sorel dans la fièvre qui accompagne l'orchite ourlienne, et par Servier (2) : « Nous avons observé, dit ce dernier auteur, un fait constant, du cinquième au sixième jour de la maladie, alors que la fluxion testiculaire diminuait, et que tout appareil fébrile avait disparu ; c'est un ralentissement très marqué des mouvements du cœur ; le pouls battait à peine cinquante

(1) Lyon Médical, 1879.

(2) Recueil des Mémoires de méd. milit., 1878. Epidémie de Bayonne.

fois par minute, il tombait à 48 et 45 pulsations. Il était du reste suffisamment plein et fort. C'est chez les malades qui avaient présenté l'aspect typhoïde que le ralentissement du pouls a été le plus considérable. La lenteur des mouvements circulatoires que nous avons observée ainsi, était due, je pense, à un trouble de l'innervation, ce qui démontrerait que cette fonction est fortement impressionnée par la maladie ourlienne. »

Il faut faire quelques réserves chez notre malade. Il avait pris de l'acide salicylique à haute dose et ce médicament a pu influencer son pouls pendant un certain temps. Mais le pouls est resté trop longtemps ralenti pour que l'action de l'acide salicylique suffise à expliquer, à elle seule, ce ralentissement.

Notons encore la lenteur de la convalescence et l'état d'amaigrissement et d'adynamie profonde dans lequel était tombé notre malade; état qui rappelait en tout point la convalescence d'une fièvre grave, d'une fièvre typhoïde, par exemple. C'est là un fait noté par plusieurs auteurs.

Rillet surtout a insisté sur ce point. « J'ai vu, dit-il, plusieurs malades qui au bout de quinze jours à trois semaines n'avaient pas repris leur santé habituelle et étaient étonnés qu'une maladie aussi légère eût pu produire un si grand abattement. »

C'est encore là un caractère qui dénote l'atteinte profonde subie par l'économie tout entière dans cette maladie et qui montre bien que c'est une maladie générale frappant tout l'organisme et non pas seulement les glandes salivaires et accessoirement quelques autres organes.

Symptômes locaux.

Si de l'examen des symptômes généraux, nous passons à celui de l'état local, nous voyons que, chez notre malade, la fluxion a porté, dès le début, à la fois sur les parotides et les sous-maxillaires.

Cet envahissement simultané de toutes les glandes salivaires n'a d'ailleurs rien d'exceptionnel et a été signalé dans les cas intenses par la plupart des observateurs. Mais ce qui est plus rare, bien qu'on en rencontre quelques exemples dans les auteurs, c'est cet œdème énorme du cou et de la face s'étendant au tissu cellulaire sous-conjonctival et palpébral, d'une part, et débordant d'autre part, en bas le sternum et la clavicule pour s'étendre à la partie supérieure du thorax.

Rillet, dans l'épidémie de Genève, a observé plusieurs fois un gonflement énorme du tissu cellulaire du cou.

« Dans un troisième degré, dit-il, la tuméfaction était beaucoup plus considérable; elle s'étendait audelà des régions parotidiennes et sous-maxillaires, gagnait les côtés du cou, et atteignait même la partie supérieure de la poitrine. Dans ces cas, ce n'était plus une simple rénitence, mais un véritable œdème qui occupait le cou et la partie supérieure de la poitrine. Quand la maladie avait attient ce degré, les traits étaient complètement déformés le bas du visage énormément élargi, ainsi que le cou qui prenait la forme d'une bronchocèle uniforme et volumineuse. J'ai vu cette tuméfaction portée au point que la tumeur partant des régions parotidiennes s'étendait presque jusqu'à l'extrémité externe de la clavicule, donnant à la tête et au cou une apparence pyriforme, et rendait les malades à la fois grotesqnes et méconnaissables. »

Quant au gonflement des paupières et du tissu cellulaire sous-conjonctival, nous ne l'avons trouvé signalé d'une façon explicite que dans une observation de Gailhard, relatée dans sa thèse inaugurale. Nous la reproduisons textuellement :

« Le 20 avril était reçu, à Saint-Charles, un cultivateur porteur d'oreillons très développés, avec prédominance du côté droit, qui me fournit l'exemple de localisation oculo-palpébrale dont je parle, à laquelle s'ajoutent une angine pharyngo-tonsillaire intense et un état saburral, avec haleine fétide des plus prononcées. »

« Cet homme se dit malade depuis cinq jours. Il s'est senti pris, à cette époque de malaise, fièvre légère, céphalalgie, pendant qu'il survenait, d'abord à droite, puis le lendemain à gauche, de la rougeur au globe de l'œil, de la photophobie et du gonflement des paupières. A son entrée dans le service de M. le professeur Léon, ces derniers symptômes sont très accusés. Les paupières, très tuméfiées, sont bleuâtres, érysipélateuses, agglutinées par la sécrétion des glandules de Meibomius ; le tissu cellulaire sous-conjonctival est fortement œdématié ; la conjonctive oculaire, infiltrée, forme un chémosis énorme, dont le rebord est surtout saillant au côté externe ; les globes oculaires sont injectés ; la cornée est lisse, la vision nette ; il n'existe pas trace de sécrétion purulente (tilleul, eau de Sedlitz ; 6 sangsues, 3 à chaque angle externe des yeux ; mouchetures sur la conjonctive palpébrale, compresses émollientes). Dès le lendemain, une amélioration sensible des symptômes oculaires est produite. Le 29, les parotides avaient entièrement disparu ; il subsistait encore un peu de chémosis et de rougeur de la conjonctive oculaire. Exéat le 2 mai. »

On était en temps d'épidémie d'oreillons.

On voit qu'au point de vue des symptômes oculaires,

l'observation de Gailhard ressemble de tous points à la nôtre. Dans les deux cas, aspect rappelant celui de la conjonctivite purulente, chémosis énorme, mais pas trace de sécrétion purulente.

Chez notre malade, il y avait de plus un certain degré d'exophthalmie. Sans doute, le tissu cellulaire de l'orbite participait lui-même à l'œdème et déterminait une projection en avant du globe de l'œil (?).

Hatry (1) a observé chez plusieurs malades de la congestion papillaire et péripapillaire et de l'œdème péripapapillaire qu'il rattache à la compression qu'exercent les parotides tuméfiées sur les vaisseaux du cou.

Combeau (2) a observé chez un malade qui avait eu des oreillons avec orchite, au moment de la disparition de l'orchite, une double conjonctivite oculaire et palpébrale qui nécessita un traitement de plus de dix jours. Mais il ne donne pas de description détaillée de l'état des yeux, de sorte qu'il est impossible de dire s'il a eu affaire à une véritable conjonctivite ou à un œdème du tissu cellulaire comme dans l'observation de Gailhard et dans la nôtre.

Enfin, notre malade a présenté plus tard de la fluxion de la glande lacrymale, isolée, après disparition de tout gonflement de la face et du cou.

Cette fluxion isolée de la glande lacrymale a été signalée par M. d'Heilley (3), comme ayant été vue exception-

(1) Recueil des Mém. de méd. milit., 1876.
(2) Th. de Paris, 1867.
(4) Art. Oreillons du Dict. pratique.

nellement. et nous n'avons pu retrouver d'autre mention de ce fait dans les divers auteurs que nous avons consultés.

Peut-être serait-il possible de rattacher, en partie du moins, le chémosis et l'œdème palpébral que notre malade a présentés au début, à la fluxion simultanée des deux glandes lacrymales. Il se serait passé là un phénomène en tout analogue à ce qui ce passe habituellement dans la fluxion parotidienne. Le tissu cellulaire avoisinant la glande est lui-même envahi, et augmente de beaucoup l'étendue du gonflement. C'est ainsi que la fluxion du début, plus intense que la suivante, en provoquant un œdème de tout le tissu cellulaire voisin, a pu se noyer en quelque sorte dans le gonflement de toute la région, de même qu'à ce moment aussi l'œdème dépassant de beaucoup les limites des glandes salivaires rendait la délimitation de celles-ci impossible. La rougeur de la peau des paupières, suivie de desquamation, semblait bien indiquer d'ailleurs une fluxion active.

Si la simple compression des vaisseaux du cou suffisait à l'expliquer, on ne voit pas pourquoi on ne rencontrerait pas cet œdème palpébral toutes les fois que le gonflement atteint un degré considérable. Il nous paraît infiniment probable que nous avons assisté à trois poussées successives sur les glandes lacrymales comme aussi nous avons vu deux poussées sur les parotides, deux poussés sur les sous-maxillaires.

Il semble que dans chacune de ces glandes, le poison morbide n'ait pas épuisé son action la première fois, et ait manifesté de nouveau sa présence par une seconde poussée, d'une intensité moindre que la première.

La distension énorme des téguments s'est accompagnée chez notre homme d'une rougeur diffuse de la peau, des joues, du cou, et des paupières, suivie de desquamation furfuracée. Cette rougeur rappelait, jusqu'à un certain point, celle qui accompagne les états septicémiques, certains érysipèles chirurgicaux par exemple.

La rougeur pseudo-érysipélateuse a d'ailleurs été notée par plusieurs observateurs, et paraît avoir été plus fréquente dans certaines épidémies.

Behr (1) donne la relation d'une épidémie d'oreillons qui s'accompagnêrent dans les cas intenses de rougeur diffuse et de desquamation furfuracée. Il donne d'ailleurs à la le maladie le nom caractéristique de parotitis érysipelatosa.

« Le plus souvent, dit Rillet, la peau avait conservé sa coloration ordinaire. Plusieurs fois cependant je l'ai vue, principalement dans la région mastoïdienne, d'un rouge assez vif, disparaissant assez rapidement sous la pression pour se reproduire ensuite. Un de mes confrères (le Dr Pélissier), m'a dit avoir observé, au niveau de l'oreillon, un véritable érysipèle sur un enfant de deux ans. »

Dans la *Gazette hebdomadaire*, de 1859 (p. 223), M. Dechambre décrit une épidémie d'oreillons qui se manifestait aussi par des caractères analogues.

Cavité buccale. — Le *sécheresse de la bouche* qui fut si manifeste chez notre malade a été notée par la plupart

(1) Hufeland's Journal, t. LXI.

des auteurs, tandis que quelques-uns ont observé au contraire un flux salivaire exagéré.

Jacob a noté la sécheresse de la bouche dans presque tous les cas, tandis qu'il n'a vu l'hypercrinie salivaire que dans deux cas.

Trousseau l'indique également et dit que la sécrétion salivaire est supprimée dans certains cas, si bien que le malade est forcé de boire pour humecter ses aliments.

Sallaud, Bouchut, ont observé le plus souvent la sécheresse de la bouche.

Cette sécheresse de la bouche s'explique facilement par l'état des glandes enflammées dont le fonctionnement est entravé. Comme le fait observer M. Laveran, elle peut ainsi tenir en partie à l'état fébrile ; mais celui-ci ne saurait être seul en cause, car la sécheresse de la bouche persiste bien au delà de la période fébrile.

De plus, nous avons observé d'une façon très manifeste de l'angine et de la stomatite caractérisées par de la rougeur et un exsudat pultacé laissant à leur suite la muqueuse de la bouche dépouillée de son épithélium et donnant à la langue un aspect analogue à celui qu'on observe dans la convalescence de la scarlatine.

Pareille chose a été vue, par bon nombre d'observateurs :

« Le plus souvent, dit Servier, on a constaté une légère angine, un état inflammatoire des amygdales et de la muqueuse pharyngienne, anologue à celui qu'on observe chez les malades atteints de la rougeole (1). »

(1) Recueil des Mém. de méd. milit., 1878. Epidémie de Bayonne.

Madamet (1) a noté également l'angine tonsillaire.

Jourdan (2), dans l'épidémie de Dax a noté également l'angine : dans 19 cas, dont 3 simples et 16 doubles, l'angine *précédait* le plus souvent la parotidite : il y avait de plus des amygdalites suivies d'atrophie consécutive de l'amygdale.

Loeschner (3), dit que dans l'épidémie observée par lui, en 1858, la cavité buccale était constamment sèche, la face interne des joues du côté malade très rouge et gonflée.

Granier (4) signale la sécheresse de la bouche, l'angine, enfin, la tuméfaction et la rougeur de l'orifice du canal de Sténon et du canal de Warthon.

M. Bouchut dit « qu'il y a quelquefois de la salivation et si l'on parvient à faire ouvrir la bouche aux malades, on trouve la muqueuse de l'isthme du gosier ou du pharynx, rouge, tuméfiée, et offrant les traces d'une inflammation érythémateuse bien prononcée. »

M. Gueneau de Mussy (5) s'exprime ainsi : « Les oreillons, comme l'a si judicieusement remarqué Trousseau, offrent les plus grandes analogies avec les fièvres éruptives ; et si mes observations personnelles ne m'ont pas fait illusion, ce rapprochement deviendrait plus étroit encore par la coexistence d'un état congestif, avec tuméfaction de la muqueuse buccale, plus accusée vers les dernières molaires, vers la face interne des joues,

(1) Recueil des mémoires de médecine militaire, 1878.
(2) Idem, 1878.
(3) Analysé in Jahresbericht, de Canstatt, 1869.
(4) Lyon Médical, 1879.
(5) Clin. méd., t. II.

autour de l'orifice du canal de Sténon, dans la partie antérieure de la voûte palatine, et qui m'a paru constituer un véritable énanthème, et être sur le système tégumentaire la manifestation de cette maladie. » Et en note : « Dernièrement encore, je retrouvais ces caractères dans trois cas d'oreillons, dans l'un desquels la tuméfaction des glandes sous-maxillaires et des glandes sublinguales remplaçait la tumeur parotidienne ; la muqueuse était boursouflée, blafarde, comme si elle avait été macérée ; les rides qu'elle présente en avant étaient exagérées, très saillantes ; les bords de la langue festonnés, conserveraient l'impression des dents. »

En somme, la plupart des observations ont de la tendance à rattacher l'angine et la stomatite des oreillons à un véritable énanthème et s'efforcent d'établir des analogies avec les énanthèmes des fièvres éruptives et de faire rentrer ainsi les oreillons dans le cadre des fièvres éruptives.

Mais est-ce bien là un énanthème, et est-on bien sûr qu'il n'existe pas une relation de cause à effet entre fluxion parotidienne et l'inflammation de la muqueuse buccale et pharyngée ?

Telle est l'opinion de Virchow : pour lui une inflammation de la muqueuse buccale précède toujours la parotidite, celle-ci se montre à la suite de la stomatite, comme l'orchite survient à la suite de l'uréthrite, c'est-à-dire par simple propagation.

Mais si la théorie de Virchow s'appliquait à tous les cas, il faudrait du moins qu'il y eût toujours au voisinage de l'embouchure du canal de Sténon une stomatite bien caractérisée. Or, si la chose a été notée d'une façon bien manifeste par M. Gueneau de Mussy, par M. Granier, d'autres observateurs, l'ont cherchée en vain. Rilliet, Laveran disent explicitement qu'ils n'ont jamais constaté de rougeur au voisinage de l'orifice du canal de Sténon; chez notre malade, qui présentait cependant une stomatite intense, il n'y avait pas de rougeur ni de gonflement au voisinage du canal de Sténon.

Il serait peut-être plus rationnel d'admettre la relation inverse, la sécrétion parotidienne et celle des autres glandes salivaires étant altérée dans sa composition du fait de la fluxion inflammatoire dont la glande est le siège et devenant irritante pour la muqueuse buccale, ou plus simplement encore la sécheresse de la bouche amenant une altération de la couche la plus superficielle de la muqueuse.

Mais pourquoi alors, nous dira-t-on, la muqueuse est-elle quelquefois malade avant que la glande parotide soit le siège d'aucune fluxion? L'objection a sa valeur. Nous en convenons. Mais de ce que la glande n'est pas encore augmentée de volume, il n'est pas dit qu'elle ne soit pas déjà entravée dans son fonctionnement et que la salive ne soit pas déjà sécrétée en moindre quantité qu'à l'état normal.

Sécrétion salivaire. — L'analyse chimique de la salive faite par Lombard (de Genève) a montré qu'elle ne subissait pas d'altération chimique.

Gerhardt (1) dit que si l'on introduit une canule dans

(1) Lehrbuch der Kinderkrankheiten, 1875, 3e édition, p. 1251.

le canal de Sténon, la salive coule un peu plus lentement que du côté sain, mais est claire et garde son pouvoir saccharificateur.

MM. Capitan et Charrin ont trouvé chez leurs malades des bactéries dans la salive.

M. Bouchard, chez notre malade, a pu recueillir de la salive parotidienne à l'orifice même du canal de Sténon, après avoir d'ailleurs fait rincer la bouche du malade. Cette salive était trouble, et contenait avec des globules purulents, des bactéries.

Il serait prématuré de tirer, dès à présent, des conclusions de la présence des organismes dans la salive des malades atteints d'oreillons. On sait, en effet, que la bouche en contient à l'état normal un grand nombre, et bien que la salive ait été prise à l'orifice même du canal de Sténon, il restera toujours forcément quelques doutes et l'on pourra toujours se demander si ces microbes ne venaient pas de la cavité buccale.

Albuminurie et anasarque. — Pratolongo avait déjà décrit l'anasarque consécutive aux oreillons. Cette anasarque était accompagnée d'un mouvement fébrile.

Behr (1) décrit des œdèmes partiels, particulièrement à la tête, accompagnés d'une fièvre violente, après disparition du gonflement parotidien.

Krügelstein (2) a vu une fois une anasarque généralisée sans fièvre, après la disparition brusque de la parotidite.

(1) Hufeland's Journal, t. LXI.
(2) Hufeland's Journal, 1835, Bd 80, St. 6, S. 36.

En 1856, le Dr Léon Renard observait quatre cas d'albuminurie et d'anasarque dans une épidémie d'oreillons au fort Carré, à Antibes (1).

Le premier eut une albuminurie « qui, en moins d'un mois s'était terminée fatalement, après avoir déterminé l'anasarque, des épanchements dans les glandes séreuses et de l'œdème des poumons.

Le 2e avait eu des oreillons très bénins ; il paraissait guéri lorsque, deux ou trois jours après, il revint à la visite avec de l'anasarque et de l'albuminurie qui persistait encore dix jours après, mais qui finit par guérir.

Deux autres malades eurent les mêmes symptômes, mais à un degré moindre. Il y eut très peu d'œdème ; trois semaines après le début, les urines étaient encore légèrement albumineuses.

M. Colin (2) a observé en 1874 un cas d'anasarque sans albuminurie.

En 1875, il observa un nouveau cas d'anasarque, mais cette fois avec albuminurie et symptômes d'urémie suivis de mort. Nous donnons cette observation résumée :

(1) Union médicale, 1869, t. VII, p. 431.

(2) Rapports des oreillons avec les fièvres éruptives, note lue à l Société médicale des hôpitaux le 25 février 1876. Union médicale, 1876, t. I., p. 437.

Orchite et oreillons. — Albuminurie aiguë. — Urémie. — Mort.

Début le 24 octobre 1875 par une orchite double ; le lendemain 25, tuméfaction de la région parotidienne gauche, sans mouvement fébrile bien marqué.

Pendant que la tuméfaction augmentait, survint de l'anasarque et de l'albuminurie.

Jusqu'au 6 novembre, état stationnaire. A ce moment, troubles de la vision. A l'ophthalmoscope, œdème péripapillaire et rétinite albuminurique.

A partir du 10 novembre, dyspnée plus accusée et céphalalgie.

Le 13. Attaque d'éclampsie urémique, nouvelles attaques le 14 le 15.

Le 17. Dyspnée très intense.

Mort par asphyxie le 21 novembre à 7 h. 1/2 du soir.

Autopsie. — Reins volumineux, taches blanches dans la substance corticale. A l'examen microscopique, néphrite interstitielle aiguë avec mélange de néphrite épithéliale. Amas de cristaux et de tyrosine.

Rate volumineuse, un peu ramollie.

Epanchement de sérosité dans les plèvres.

Congestion pulmonaire. Œdème pulmonaire.

Hypertrophie du ventricule gauche.

Testicules : un peu de liquide dans la tunique vaginale.

Jourdan a observé de l'hématurie dans un cas d'oreillons.

Dans notre observation, l'albuminurie s'est montrée très intense les premiers jours, alors que le gonflement parotidien et celui du tissu cellulaire avoisinant avaient leur maximum de développement et que des symptômes généraux d'une haute gravité indiquaient un empoisonnement profond de l'économie.

En effet, l'albumine était en grande quantité dans l'urine, et rétractile, du 21 au 23 septembre. Le 24, elle n'était plus rétractile, et en petite quantité. Elle a ensuite diminué graduellement, elle a même manqué certains jours ; le 36e jour, lors de la sortie du malade, il n'y en avait plus que des traces à peine appréciables.

Mais un point capital, et qui pourrait acquérir un jour une grande portée si d'autres analogues étaient publiés, c'est la présence des bactéries en quantité considérable le 22 septembre, au moment même où il y avait beaucoup d'albumine dans l'urine et leur disparition une fois que l'albuminurie avait notablement diminué ; le 24 septembre, en effet, l'albumine n'était plus qu'en petite quantité, n'était plus rétractile, et il n'y avait plus de bactéries.

Nous avons tout lieu de penser que ces bactéries venaient bien des reins.

Elles ne pouvaient venir de la vessie : Notre malade n'avait jamais eu aucune maladie des voies urinaires et n'avait jamais été sondé. Dailleurs, si sa vessie avait contenu des microbes en temps ordinaire, il n'y aurait aucune raison pour que ces organismes eussent complètement disparu de l'urine après disparition de l'albuminurie.

Reste à établir qu'ils ne venaient pas du dehors. Il nous manque une chose pour être *absolument affirmatif*. C'est que l'échantillon d'urine que nous avons pu examiner n'avait pas été recueilli devant nous. Mais un verre flambé avait été confié au malade, en lui recommandant de n'uriner que dans ce verre. Il nous a affirmé à plusieurs reprises avoir rempli textuellement nos instructions et nous avoir présenté l'urine aussitôt après l'émission ; les personnes placées auprès de lui ont été non moins affirmatives ; nous n'avons aucune raison de suspecter leur bonne foi. M. Bouchard a cependant fait des restrictions, aussi ne signalons-nous la présence des bactéries dans l'urine que nous pensons avoir recueillie fraîche, que pour appeler d'autres recherches, qui combleront sans doute cette lacune.

Si ultérieurement on trouvait dans l'urine recueillie avec toutes les précautions désirables des bactéries en nombre aussi considérable que celles que M. Bouchard nous a montrées dans l'urine de notre malade, on ne saurait douter un seul instant que ces bactéries venaient du rein, car en admettant qu'il s'introduise quelques bactéries dans l'urine, dans le temps indispensable aux manipulations, elles ne sauraient pulluler en si peu de tempsau point de se rencontrer en grand n ombre dan tous les points de la préparation.

Il est bien établi, surtout depuis les travaux de M. Bouchard, que dans les maladies infectieuses il se produit souvent des néphrites liées à la présence des microbes dans le parenchyme rénal, et que, en même temps que l'albumine rétractile on trouve des microbes dans l'urine de ces malades.

S'il se confirmait que la coïncidence de l'albuminurie et des bactéries dans l'urine n'est pas un fait fortuit, mais au contraire fréquent dans la néphrite ourlienne, c'est dans le groupe des néphrites infectieuses si nettement constitué par M. Bouchard, qu'il faudrait faire rentrer ces faits, au même titre que les néphrites de la fièvre typhoïde, de la scarlatine, de la diphthérie et de plusieurs autres maladies (1).

Tuméfaction de la rate. — Un autre symptôme rare observé chez notre malade, c'est le gonflement considérable de la rate.

Très peu d'auteurs ont noté ce symptôme dans les oreillons.

Il est cependant noté par Gerhardt (Lehrbuch der Kinderkrankheiten), par Lichtenstein (Handbuch der Kinderkrankheiten de Gerhardt).

Nous venons de le voir noté par Colin et constaté à l'autopsie chez son malade, mort d'accidents urémiques.

La tuméfaction de la rate accompagne la plupart des états infectieux. C'est encore là un symptôme qui rapproche les oreillons des fièvres graves et leur assigne nettement leur place dans le cadre des maladies infectieuses.

Sang. — L'examen microscopique du sang a été fait par M. Bouchard. Il y avait une augmentation considérable des globules blancs et des microcytes, et pas de bactéries.

M. Capitan et Charrin ont communiqué en 1881 à la Société de biologie (2) le résultat de leurs recherches, faites au laboratoire de M. Bouchard sur le sang, la salive et l'urine, recueillis avec les précautions d'usage

(1) Bouchard. Des néphrites infectieuses. Revue de médecine, 1881.
(2) Séances des 28 mai et 4 juin 1881.

sur six malades atteints d'oreillons, lors de l'épidémie de l'école polytechnique. Ils ont trouvé des microbes, les uns sphériques, les autres allongés, dans le sang de tous ces malades. Le sang a cultivé, mais les inoculations aux chiens, lapins, cobayes, ont été négatives. Ils n'ont au contraire pas trouvé d'organismes dans l'urine, qui n'était pas albumineuse dans cette première série de faits. Ultérieurement, ils ont observé un nouveau cas d'oreillons accompagné celui-ci d'albuminurie. Ils n'ont pas non plus trouvé de microbes dans l'urine de ce dernier malade. Enfin, la salive contenait de nombreux microbes. Mais, comme les auteurs le font observer, on ne peut rien en conclure de positif, la bouche en contenant un grand nombre à l'état normal.

M. Védrènes (1) dans le service duquel se trouvaient les malades qui ont fait l'objet de ces recherches dit, dans son mémoire sur l'épidémie en question, que M. Pasteur et son préparateur M. Roux, ont de leur côté pris du sang et n'ont pas réussi à en obtenir des cultures.

« Mais, ajoute M. Védrènes, M. Pasteur ne considère pas ce résultat comme définitif; il désire, quand l'occasion s'en présentera, renouveler l'expérience et diriger ses recherches sur la salive des malades. »

Bornons-nous à enregistrer les faits sans chercher à les interpréter. Ce qu'il y a de positif, c'est qu'il y a dans un certain nombre de cas des microbes dans le sang des malades atteints d'oreillons, que dans d'autres

(1) Orchite oculienne observée en 1881 à l'Ecole polytechnique dans le cours d'une épidémie d'oreillons, par le Dr Védrènes.

cas, non moins positifs, on n'a pu en constater. D'ailleurs, comme nous l'a fait judicieusement observer M. le professeur Bouchard, de ce qu'il n'y a pas d'organismes dans la goutte de sang qu'on a examinée, cela ne prouve nullement qu'il n'y en a pas dans la masse totale du sang. Si les organismes sont en nombre relativement peu considérable dans le sang, ils peuvent s'y trouver suffisamment dilués pour que la gouttelette qu'on examine n'en contienne pas. D'autre part, il se peut fort bien qu'il y ait peu ou pas d'organismes en circulation dans le sang à un moment donné, à une certaine période de la maladie, tandis qu'à d'autres il y en ait au contraire un grand nombre. N'oublions pas que, chez notre malade, la défervescence était en train de s'effectuer quand le sang a été examiné. Il serait intéressant chez des malades atteints d'oreillons, d'examiner complètement le sang aux diverses périodes de la maladie ; par exemple, pendant la période prodomique, et au moment de la fluxion parotidienne, ou encore pendant la période fébrile qui précède parfois l'orchite, et à la période d'état de l'orchite, quand la fièvre est tombée. Peut-être, des recherches faites dans ce sens, donneraient-elles l'explication des résultats, en apparence contradictoires, obtenus jusqu'ici.

A côté des examens micrographiques, disons qu'au point de vue chimique, M. Quinquaud (Des métastases, thèse d'agrégation, 1880) a noté l'augmentation de l'urée et des matières extractives.

« Quant aux altérations du sang, il semblerait, au premier abord qu'une affection bénigne comme les oreillons ne dût pas produire de lésions : l'hémoglobine est peu détruite, elle descend aux environs de 110 gr. pour 1000, parfois ce chiffre reste normal, mais on observe presque constamment la diminution de l'albumine qui peut descendre à 65 gr. et même au-dessous, tandis que la fibrine est à 3 gr., quelquefois à 5 gr., en même temps que les matériaux de désassimilation s'élèvent à 8, à 12 et 14 gr., l'urée est un peu augmentée. Cette maladie est caractérisée surtout par des phénomènes fluxionnaires œdémateux ; l'œdème s'explique d'abord par la diminution de l'albumine, ensuite par l'augmentation des substances extractives. »

CHAPITRE II.

MARCHE. — DURÉE.

Chez notre malade, nous avons assisté à des poussées successives. Dans la première, la plus grave de toutes, les glandes salivaires, les reins, la rate, probablement les glandes lacrymales ont été pris à la fois et cet envahissement simultané d'une partie de l'appareil glandulaire s'est traduit par des symptômes généraux de la plus haute gravité.

Dans une seconde, les deux glandes lacrymales semblent avoir été le siège d'une nouvelle fluxion, en quelque sorte subintrante.

Dans une troisième, les deux parotides ont été reprises simultanément, alors que tout gonflement avait déjà disparu. Une légère poussée fébrile accompagnait cette nouvelle fluxion parotidienne. Dans cette nouvelle phase de la maladie, nous retrouvons absolument le type des oreillons classiques, tels qu'on les rencontre dans l'immense majorité des cas. C'est même grâce à cette poussée isolée que le diagnostic a pu être posé d'une façon indubitable. Jusque-là, il était resté et il devait forcément rester des doutes sur la nature de l'affection.

Dans une quatrième phase, nouvelle fluxion des deux glandes sous-maxillaires.

Enfin, dans une cinquième phase, fluxion isolée des glandes lacrymales.

En somme, si l'on fait abstraction de la deuxième qui a été plutôt une recrudescence qu'une véritable rechute, les poussées ont été de moins en moins graves à mesure qu'on s'éloignait du début. Il semblerait que le poison morbide, qui n'avait pas épuisé son action la première fois, ait cependant été atténué dans sa puissance après avoir frappé des premiers coups.

C'est un des caractères fondamentaux des oreillons de procéder souvent par poussées successives.

C'est ainsi, pour ne parler que des parotides, que rarement les deux glandes sont prises à la fois. Le plus souvent elles sont prises successivement, à un intervalle assez rapproché, il est vrai. Quelquefois l'intervalle qui les sépare est plus long, et c'est dans ces cas qu'on a observé une nouvelle période fébrile (Lichtenstein).

Enfin, de véritables récidives des parotidites ont été observées. D'après Lichtenstein, ces récidives peuvent se montrer huit à quatorze jours après la disparition de la première poussée et Gerhardt a vu une récidive dix-neuf jours après la disparition de tout symptôme ; cette récidive était accompagnée d'un nouveau mouvement fébrile.

« Nous nous expliquons, dit Lichtenstein, ces récidives soit par une nouvelle infection, la première n'ayant pas conféré une immunité complète, soit parce qu'une partie du poison restait dans le corps et ne se développait qu'ultérieurement, déterminant une nouvelle affection glandulaire. »

La deuxième hypothèse rend mieux compte des faits, car on dit que les oreillons ne récidivent que dans des cas excessivement rares.

Krugelstein en rapporte cependant un cas (1), Servier en cite également deux exemples.

C'est encore par une sorte de repullulation du poison morbide qui n'a pas épuisé son action que peuvent s'expliquer les prétendues métastases des oreillons qui ne sont en réalité que de nouvelles manifestations de la maladie.

Pour M. Quinquaud (2), « la métastase se compose d'un acte morbide primitif et d'un acte morbide secondaire. Il faut que le premier ait complètement disparu ou se soit effacé devant le second : il faut de plus que celui-ci soit sous la dépendance de celui-là. »

Que se passe-t-il dans les oreillons, lorsqu'il y a, suivant l'expression classique, métastase sur les testicules?

Dans un certain nombre de cas le plus grand nombre même, la fluxion parotidienne est en voie de disparition, lorsque surviennent de la fièvre, de l'agitation, du délire, des symptômes nerveux inquiétants.

Ces symptômes durent vingt-quatre, trente-six, quarante huit heures, puis survient du gonflement d'un des testicules, la fièvre diminue rapidement et bientôt tout rentre dans l'ordre.

(1) Hufeland's Journal, 1835.
(2) Des métastases, p. 27.

C'est ainsi que les choses se sont passées dans les cas de Trousseau (1), dans le cas de Grisolles (2).

Ces symptômes généraux graves, survenant brusquement au moment où tout semblait rentrer dans l'ordre et disparaissant non moins rapidement, alors que la maladie s'est localisée dans un autre organe, ont fait penser à un déplacement de l'agent morbide, à son transport d'un organe dans un autre.

Mais on a trop oublié que la fluxion parotidienne n'était pas encore terminée entièrement quand est survenue la fluxion testiculaire et qu'elle n'a pas disparu plus rapidement en pareil cas que lorsque rien ne paraît troubler son évolution.

D'autre part, les symptômes généraux qui marquent la période de transition n'ont rien qui les différencie d'une façon capitale de ceux qu'on observe au début de la fluxion parotidienne : c'est le plus souvent de la fièvre, de l'agitation, du délire, de l'insomnie.

Si les symptômes ne se présentent que rarement avec la même gravité au début de la fluxion parotidienne, le fait n'en existe pas moins, surtout lorsque la fluxion est intense, et notre malade en a présenté un remarquable exemple.

La fièvre tombe en général assez rapidement une fois la fluxion testiculaire effectuée. Mais ceci encore n'a rien d'anormal.

Dans la fluxion limitée à la parotide, lorsque la fièvre existe, elle est également très intense dans les premiers

(1) Clinique, t. I, p. 254, 4e édit.
(2) Gazette des hôp., 1866.

jours, et tombe rapidement, alors que les parotides sont encore très volumineuses.

Ne voyons-nous pas la pneumonie évoluer suivant un cycle défini et laisser longtemps après elle des signes d'hépatisation ? L'effet survit longtemps à sa cause.

Du reste, à côté de ces types caractérisés par trois phases successives : fluxion parotidienne, fièvre et accidents généraux graves, fluxion testiculaire, il en est bien d'autres où ces divers stades sont confondus et empiètent les uns sur les autres.

L'orchite, dit Gérard (1), n'est pas une métastase, car si elle apparaît quelquefois au moment même où disparaissent les oreillons, souvent aussi elle se montre indépendamment de tout engorgement parotidien, longtemps après la résolution de celui-ci, ou encore sans qu'il soit modifié dans sa marche par la phlegmasie testiculaire. L'orchite dite métastatique n'est qu'une localisation de la même maladie. »

Sorel fait la même remarque (1857) : « Entre les oreillons et l'apparition de l'orchite, nous n'avons observé aucun rapport déterminé. Quand le testicule se prend, tantôt les oreillons sont à leur apogé, d'autres fois à leur déclin, quelquefois même disparus. Dans des cas rares, l'oreillon peut survivre à l'orchite, mais jamais il n'y a changement brusque, l'évolution est à la fois indépendante et simultanée.

« Le plus ordinairement la lésion du testicule et la fièvre sont congénères, mais parfois celle-ci précède l'orchite de plusieurs jours.

(1) Recueil des Mém. de méd. milit., 1878

Rilliet, dans l'épidémie de Genève, n'a pas observé de disparition brusque de l'oreillon au moment de l'apparition de l'orchite.

Dans l'observation de Chomel (1) un état général grave, en tout semblable à celui décrit par Trousseau, s'observa au moment de la fluxion parotidienne et se continua pendant la fluxion testiculaire. Les deux manifestations locales ont évolué simultanément, sans qu'on pût dire laquelle des deux provoquait l'état fébrile : Voici du reste le résumé de l'observation :

Homme âgé de 21 ans, malade depuis trois jours, le jour de l'entrée. La maladie se montra au début avec un cortège de symptômes qui pouvait faire soupçonner une fièvre grave.

Avec le gonflement des régions parotidiennes coïncida un appareil fébrile intense; la langue sèche, les lèvres encroutées, la céphalalgie aiguë; deux épistaxis eurent lieu dans les trois premiers jours. A raison de ces divers accidents, on crut devoir pratiquer en ville une large saignée.

Lorsque ce malade fut soumis à notre observation, le gonflement des régions parotidiennes et des joues étaient assez considérable; toutefois on n'observait aucune rougeur ni aucune douleur par la pression.

Les symptômes généraux étaient moins prononcés que les jours précédents. Le testicule du côté droit offrait un gonflement analogue à celui des régions parotidiennes, on s'est borné à l'usage des topiques émollients, des boissons délayantes et de légers laxatifs. Ces symptômes ont graduellement diminué d'intensité et ce jeune homme est aujourd'hui convalescent.

Dans la thèse de Debize (Paris, 1869), nous trouvons une observation du service de M Empis, où la fièvre

(1) Gazette es hôpitaux, 1836.

a continué après la fluxion parotidienne et s'est prolongée, sans modifications, pendant qu'il se faisait une fluxion testiculaire.

Il s'agit d'un malade âgé de treize ans, qui eut d'abord du gonflement de la région parotidienne avec fièvre. Le gonflement dura trois jours, après lesquels *la fièvre n'a pas cessé.* Le jour de l'entrée (dixième de la maladie), état typhoïde très prononcé. Température 39°9. Orchite à droite depuis trois ou quatre jours. Cet état typhoïde persiste le onzième et le douzième jour, puis diminue graduellement.

Dans l'observation II de la thèse de Combeau, nous trouvons un remarquable exemple de ces poussées successives se faisant sur les deux parotides et sur les testicules.

Résumons cette observation :

1er jour. Douleurs à la région parotidienne droite et le lendemain *parotidite à droite.*

4e jour. Début de l'oreillon *à gauche.* Début de l'orchite à gauche.

5e jour. Symptômes généraux : insomnie, épistaxis, pouls à 100°.

6e jour. Même état. Nouvelle poussée du côté gauche de la face ; mais plutôt du côté de la glande *sous-maxillaire.*

8e jour. Fluxion sur le testicule droit. Puis tout rentre dans l'ordre et le malade sort guéri fin avril.

Ainsi, les oreillons n'ont pas disparu quand est survenue l'orchite, il y a même eu une nouvelle poussée à gauche, séparée de la première par le début de l'orchite à gauche.

Dans l'observation III, de la même thèse, on trouve également un état général grave *au moment* où la fluxion parotidienne était le plus intense, cet état général a persisté sans aggravation lorsqu'est survenue la fluxion testiculaire et n'est tombée que le quatrième jour de la fluxion testiculaire, dixième de la maladie.

En résumé, nous dirons avec M. Quinquaud (1), que « les divers accidents des oreillons ne sont que des manifestations d'un même état général, se succédant parfois de manière à faire croire à des métastases, c'est-à-dire à des affections se transformant les unes dans les autres. »

Si l'on ne tient compte que de chacune des fluxions glandulaires en particulier, l'évolution est de courte durée. Mais si l'on prend l'ensemble de la maladie, dans les cas qui ont procédé par poussées successives, comme le nôtre, la durée peut être assez longue, prolongée encore par la convalescence dont la durée sera forcément proportionnelle à l'intensité de la maladie et au temps pendant lequel l'économie aura été imprégnée du poison morbide.

(1) Des métastases. Thèse d'agrégation, 1880.

CHAPITRE III.

TERMINAISON ET PRONOSTIC.

La terminaison a été favorable dans le cas qui nous occupe. Le malade a échappé aux dangers qui le menaçaient du fait de l'infection d'abord, du fait de l'intensité des symptômes locaux ensuite. Mais il ne faudrait pas s'attendre à voir guérir toujours les malades atteints d'oreillons. Si la mort est exceptionnelle dans cette maladie, c'est que rarement aussi les oreillons atteignent les proportions qu'ils ont présentées chez notre malade.

C'est dans ces cas de gonflement énorme qu'on a vu survenir la mort par asphyxie, soit par compression de la trachée (cas de Bougard), soit par œdème de la glotte.

M. Jacob (1) relate un cas de mort subite par œdème de la glotte, constaté à l'autopsie.

C'est aussi lorsque le gonflement était considérable qu'on a signalé des cas de mort par accidents cérébraux. (Cas de Trenel, de Cooper, de Malabouche, consignés dans la thèse de Monin) (2).

Ils ont été attribués par leurs auteurs soit à la métastase sur l'encéphale, soit à la compression qu'exercent

(1) Recueil des Mémoires de médecine militaire, 1875.

(2) Thèse de Paris, 1877.

les parotides tuméfiées sur les vaisseaux du cou. Il nous paraît plus rationnel de les rattacher simplement aux effets de l'intoxication ourlienne s'exerçant sur le système nerveux aussi bien que sur l'appareil glandulaire. Ils sont sans doute de même ordre que les accidents nerveux des fièvres éruptives, de la fièvre typhoïde, de la diphthérie.

Enfin, il n'est pas jusqu'à la néphrite des oreillons qui ne crée un danger de mort (par urémie). Nous avons résumé plus haut le cas de Colin.

Bien qu'exceptionnelle, la suppuration peut se montrer comme terminaison des oreillons. Rarement, il est vrai, dans ce cas, la glande se mortifie dans toute son étendue, comme on le voit dans les parotidites secondaires. La suppuration procède plutôt par petits foyers isolés.

Déjà signalé par Dionis du Séjour dans l'épidémie des demoiselles de Saint-Cyr (1), elle a été signalée depuis par Hufeland (2), par Emond (3). Laveran a aussi vu un cas d'oreillons se terminer par suppuration.

Chez notre malade, les oreillons n'ont pas suppuré, mais la suppuration a été imminente ; en effet, la salive contenait, comme nous l'avons vu, de nombreux globules purulents.

L'hyperthermie et les symptômes généraux qui en sont la conséquence créent aussi un grand danger.

Heureusement, la fièvre ourlienne a ceci de spécial,

(1) Cours d'opérations de chirurgie. Paris, 1773.
(2) Hufeland's Journal, Bd. 61, St. V.
(3) Gazette des hôpitaux, 1867.

c'est qu'elle est généralement de courte durée et que l'économie reste par le fait moins longtemps sous le coup d'une température exagérée et des accidents qui en sont la conséquence.

En revanche, elle est soumise à des retours offensifs, et c'est dans ces cas que la maladie se prolonge assez longtemps.

La gravité du pronostic, dans les cas qui nous occupent, ne doit pas cependant nous faire perdre de vue leur bénignité habituelle, qui est la règle. Il est vrai que le pronostic devient souvent sérieux à un autre point de vue, par l'orchite et l'atrophie testiculaire qui en est la conséquence.

Disons encore que, suivant la remarque faite par M. Cadet de Gassicourt (*Clinique des maladies des enfants*, t. II), les cas graves se rapportent presque tous à des adultes. Cette gravité différente, suivant qu'il s'agit d'enfants ou d'adultes, n'a rien qui doive nous surprendre. Il en est ainsi de bon nombre de maladies ; pour ne citer que la pneumonie franche, elle est infiniment plus bénigne chez l'enfant.

CHAPITRE IV.

DIAGNOSTIC.

Quels sont les signes qui, dans un cas analogue au nôtre, permettront de faire le diagnostic d'oreillons, et de saisir au milieu d'un complexus symptômatique anormal, la vraie caractéristique de la maladie ? Telle est la question que nous devons maintenant nous poser.

On peut établir le diagnostic d'une maladie infectieuse par son étiologie, par ses symptômes, par sa marche. Quand ces trois éléments sont réunis, il n'y a pas de doute possible, et si notre malade s'était trouvé dans un foyer épidémique avant l'éclosion de la maladie, si d'autre part il avait communiqué les oreillons à d'autres, nous pourrions peut-être nous dispenser d'insister sur les difficultés du diagnostic.

Mais, l'interrogatoire le plus minutieux n'a pu nous faire saisir quelque contamination antérieure. Le malade nous a affirmé n'avoir eu dans son entourage aucune personne atteinte d'une maladie analogue à la sienne.

D'autre part, il est resté du 21 septembre au 25 octobre dans notre service, et personne, ni malades, ni infirmiers, ni médecins n'a eu, depuis, quoi que ce soit qui ressemble aux oreillons.

On ne manquera pas de nous objecter ces deux éléments négatifs, et l'objection a sa valeur.

Mais de ce que l'on ne peut saisir sur le fait la contamination, résulte-t-il pour cela qu'elle n'ait pas eu lieu? Ne voyons-nous pas journellement des varioles, des diphthéries, dont personne ne conteste la nature contagieuse, se développer sans que l'on puisse établir comment s'est faite la contamination.

Il ne faut pas oublier que la contagion ne s'effectue pas seulement par le contact direct d'homme à homme, mais que les effets qu'a portés un malade, le milieu dans lequel il a respiré, sont autant d'éléments de propagation des maladies infectieuses.

Notre malade a pu entrer dans une chambre où avait habité un malade atteint d'oreillons, dans une voiture qui venait de transporter un malade à l'hôpital.

De plus, un fait observé par M. Bernutz (cité dans la thèse de Séta (Thèse de Paris, 1869, p. 7 et 8), établit qu'un convalescent d'oreillons, peut transmettre la maladie, alors qu'il ne reste plus aucune trace extérieure de sa maladie : « Trois enfants d'une famille à laquelle je donnais mes soins eurent successivement les oreillons, dit M. Bermutz ; je prévins les parents que la maladie était contagieuse et je leur recommandai d'isoler les malades. Au bout de six semaines, les parents me demandèrent si leurs enfants pourraient sans danger aller rendre visite à la famille de leur oncle qui était à la campagne et dont j'étais également le médecin. Ils y allèrent et communiquèrent la maladie qu'ils venaient d'avoir à leurs deux petits cousins. »

Qui nous dit que notre malade ne s'est pas trouvé en contact, sans le savoir, avec un convalescent d'oreillons? Car nous ne savons nullement au bout de combien de temps les oreillons cessent d'être contagieux, et combien de temps le contage peut subsister dans les effets contaminés par le malade. Si nous raisonnons par analogie avec ce que nous savons d'autres maladies contagieuses, nous pouvons admettre que l'élément contagieux peut garder sa puissance pendant un temps relativement assez long.

Enfin, si notre homme n'a pas contaminé d'autres personnes, il est à observer que pendant presque tout le cours de sa maladie, il a été isolé dans une petite salle, et que ce n'est que vers la fin, alors qu'il entrait en convalescence, qu'on a laissé occuper le second lit de cette chambre par un autre malade. Il n'y a donc eu qu'un petit nombre de personnes en contact avec lui pendant la durée de l'évolution des oreillons.

L'isolement n'a pas été parfait sans doute. Mais n'oublions pas qu'une barrière souvent insignifiante suffit quelquefois pour préserver d'autres personnes de la contagion.

D'ailleurs, ne savons-nous pas qu'il faut un état de réceptivité tout particulier pour contracter une maladie infectieuse ?

A côté de la cause primitive, essentielle, le contage, il faut souvent un élément accessoire, une cause occasionnelle. Il est possible, sans que cependant on puisse l'affirmer d'une façon positive, que cette cause accasionnelle soit le froid dans la maladie ourlienne. On a observé en effet que dans les saisons froides on voyait plus d'épidémie d'oreillons qu'en été, bien qu'il n'y ait rien d'absolu à cet égard. D'autre part, on a remarqué dans les épidémies militaires que les sous-officiers et les hommes qui ne sont pas exposés au froid dans les gardes de nuit, étaient frappés en moindre proportion que les autres. Le froid, qui évidemment ne saurait être la seule cause de la maladie, a peut être agi en pareil cas comme cause déterminante.

Chez notre malade, d'ailleurs, l'une des poussées, la seconde, celle qui s'est faite sur les paupières et probablement les glandes lacrymales, paraît avoir été liée à l'influence du froid.

Les malades de la salle qui ne s'exposaient pas à l'air, et étaient constamment soumis à une température égale, ont peut-être échappé par ce fait à la contagion.

Ainsi, de ce que les preuves tirées de l'étiologie nous manquent, on n'est pas en droit de contester de ce fait l'exactitude du diagnostic.

Comme symptômes, qu'avons-nous observé?

Des prodromes de courte durée consistant en épistaxis, céphalalgie, inappétence, insomnie.

Un gonflement énorme du cou, de la face, y compris les conjonctives oculaires et palpébrales.

De la sécheresse de la bouche, et de l'angine érythémateusa evec desquamation.

L'envahissement simultané d'abord, puis successif, des glandes parotides, sous-maxillaire et lacrymales.

L'albuminurie.

La tuméfaction de la rate.

Une fièvre intense avec symptômes analogues à ceux des fièvres graves; défervescence du septième au huitième jour.

Le ralentissement du pouls pendant la convalescence.

Nous avons vu qu'on rencontrait tous ces signes dans les oreillons, isolés ou associés, et nous avons cité les auteurs qui les ont observés.

Voyons avec quoi on pourrait les confondre :

A la période prodromique, indépendemment des notions étiologiques, il nous paraît impossible de faire le diagnostic des oreillons avec une autre maladie infectieuse, avec une fièvre typhoïde à début brusque comme on en rencontre parfois, avec une variole, une scarlatine. Tout au plus peut-on avoir des présomptions lorsqu'il survient des points douloureux dans les régions des glandes salivaires.

Lorsque le gonflement du cou s'est effectué, que le malade se présente avec une tuméfaction énorme, envahissant tout le cou et la plus grande partie de la face, descendant au devant du sternum, on peut songer à trois choses : à une diphthérie maligne, à une scarlatine grave, ou enfin aux oreillons. Nous éliminons à dessein les parotidites, celles-ci étant secondaires, survenant à la suite d'autres maladies, comme complications, et n'ayant rien de commun avec une maladie idiopathique créée de toutes pièces chez un sujet en pleine santé.

La diphthérie peut s'accompagner, il est vrai, d'un gonflement énorme, assez semblable à celui qu'a présenté notre malade ; les yeux peuvent être envahis également ; mais il n'y a pas dans ces cas cette rougeur des téguments et cet état sub-inflammatoire qui ont été si accusés dans notre observation. Disons cependant que les oreillons, même aussi développés, peuvent ne s'accompagner d'aucune rougeur. Le diagnostic devient alors très difficile, surtout quand l'écartement des mâchoires est impossible et qu'on ne peut explorer la gorge. Quand cet examen est possible, l'angine des oreillons ne peut être confondue avec l'angine grave, avec fausses membranes concrètes, grisâtres qu'on rencontre dans la diphthérie lorsqu'elle atteint ce degré d'intensité.

Le diagnostic avec la scarlatine sera plus épineux. L'angine des oreillons a plus d'un point de ressemblance avec celle de la scarlatine. Comme cette dernière, elle s'accompagne d'une desquamation de l'épithélium donnant lieu à des exsudats pultacés ; comme elle, elle est suivie de desquamations de la langue. Enfin, l'hyperthermie est commune aux deux maladies.

Sans doute, les oreillons ne s'accompagnent pas d'éruption cutanée. Mais il est des scarlatines frustes où l'éruption fait défaut ; et, de plus, le malade peut se présenter à l'observation à une période de la maladie où l'on n'a pas encore à compter avec l'éruption.

Du reste, l'erreur ne saurait jamais être de longue durée. Si l'œdème diffus du cou peut rendre l'exploration des glandes salivaires impossible au début, il n'en sera pas de même quand l'œdème sera en voie de disparition. Il en a été ainsi chez notre malade. L'œdème superficiel a disparu le premier, l'exploration de la région est alors devenue plus facile et on a pu nettement délimiter les glandes tuméfiées.

Enfin, si la desquamation de la bouche et de la langue est commune aux deux maladies, la desquamation si caractéristique de la peau par larges lambeaux qu'on observe dans la scarlatine, même quand l'éruption a pu passer inaperçue, ne se rencontre jamais dans les oreillons.

Cependant, il est des cas où étant donné ce complexus symptomatique : gonflement énorme avec œdème diffus du cou, hyperthermie, et symptômes ataxo-adynamiques, angine, il est impossible de déclarer si on a affaire à une scarlatine maligne ou aux oreillons. Il en a été ainsi dans l'observation suivante qu'a bien voulu nous communiquer notre ami et maître M. Chauffard.

Observation communiquée par M. le Dr Chauffard, médecin des hôpitaux. — Syphilis viscérale. Septicémie à détermination angineuse ?

Jeune homme, âgé de 20 ans, entré le 4 septembre 1883, salle Saint-Jérôme, n° 7.

Aucun renseignement. Loge en garni. Malade depuis deux jours; trouvé dans sa chambre en état de coma.

Cicatrices arrondies à la face postérieure des deux mollets, blanches au centre, pigmentées à la périphérie lisses et un peu déprimées : syphilides ulcéreuses anciennes.

Actuellement, température rectale 40,8. P. 180, respiration stridente, précipitée; l'auscultation ne laisse entendre que l'écho des bruits pharyngo-laryngés.

Œdème empâté, blafard, luisant, des régions parotidiennes et sous-maxillaires surtout à droite. Trismus. Examen de la langue et de la gorge impossible,

Coma; anesthésie presque complète. Ventre dur et ballonné.

Mort dans la nuit.

Autopsie. — Rougeur et inflammation vive de l'isthme du gosier de la base de la langue, du vestibule du larynx, sans exsudats.

Poumons gorgés de sang; petites ecchymoses sous-pleurales noyaux apoplectiques puriformes dans les lobes inférieurs.

Cœur un peu graisseux; sang fluide et violacé, dissous.

Rate énorme (2,125), molle, diffluente; gros reins congestifs et ramollis cadavériquement.

Cerveau ramolli cadavériquement; méninges non adhérentes, mais épaissies, opalescentes, gélatiniformes, surtout au niveau de la convexité des lobes frontaux.

Foie volumineux (3,750), adhérent en grande partie par sa face convexe à la voûte du diaphragme, très irrégulier, multilobé, couturé de dépressions cicatricielles superficielles, finement granuleux à la surface au niveau du bord supérieur de la face antérieure lobes ovoïdes gros comme des œufs de dinde, peu consistants, présentant à la coupe de petits îlots jaunâtres de tissu hépatique, inégaux, séparés par une sclérose diffuse et encore peu résistante.

Au niveau du bord et de la face inférieure, la lobulation est beaucoup plus irrégulière et petite. Saillies pyriformes, marronnées, dures, sèches, corticales ou profondes, d'un blanc jaunâtre tout à fait comparable à la chair d'un marron d'Inde, nettement limitées, nulle part ramollies. Le tout plongé dans un tissu dur, coriace, d'un gris rose et légèrement translucide, parcouru par d'innombrables petits vaisseaux sinueux et gorgés de sang. Plus trace de structure hépatique.

Ces gommes à l'état cru se montrent de toutes dimensions, depuis le grain de millet jusqu'à la noix, et paraissent surtout périvasculaires.

Vésicule affaissée, contenant une faible quantité de mucus verdâtre.

En somme, lésions maximum de la partie inférieure et du lobe gauche de l'organe; moins avancées dans les parties supérieures, où la structure hépatique est encore reconnaissable.

L'examen des glandes salivaires n'a pu être pratiqué.

Indépendamment de la syphilis ancienne, dont on a trouvé les traces indubitables, et qui paraît n'avoir rien eu à voir avec l'affection aiguë à laquelle il a succombé, le malade de M. Chauffard a présenté, avec de l'hyperthermie et un état comateux, de l'œdème des régions parotidiennes et sous-maxillaires *surtout à droite.* A l'autopsie, on a trouvé *une vive inflammation de la gorge sans exsudats.* La *rate* était *très grosse*.

Etaient-ce là des oreillons? Etait-ce de la scarlatine maligne? Etait-ce quelque autre angine à caractère infectieux? Il est absolument impossible de se prononcer. Aussi, imiterons-nous la sage réserve de M. Chauffard qui n'a pas cru devoir formuler un diagnostic précis. Contentons-nous de consigner le fait, sans en donner d'interprétation. Peut-être plus tard des cas analogues seront-ils publiés, avec des caractères qui permettront de rattacher ce complexus symptomatique à l'une ou à l'autre maladie. Si par exemple on observait un cas semblable en temps d'épidémie, et dans un foyer épidémique, si surtout le malade atteint d'une affection semblable venait à en contaminer d'autres, on pourrait peut-être, avec quelque chance de certitude, établir quelle est la véritable place de ce fait dans le cadre nosologique.

Les deux cas de Tourtelles, qui font l'objet de sa thèse inaugurale et qui furent suivis de mort, ne sont pas plus démonstratifs en eux-mêmes que le cas de Chauffard. Mais, deux enfants de la même famille furent ensuite atteints d'oreillons, et le diagnostic acquiert par là même plus de certitude.

La tuméfaction isolée des glandes sous-maxillaires pourrait à la rigueur être confondue avec une adénite, mais le gonflement du tissu cellulaire avoisinant et la disparition rapide de la fluxion ne laisseront aucun doute sur la véritable nature de la maladie.

Il n'en est pas de même de la fluxion lacrymale. Elle est infiniment rare dans les oreillons. Bien qu'on l'ait signalée incidemment, la plupart des auteurs qui ont vu le gonflement des paupières et le chémosis, se sont bornés à les signaler sans les rattacher à leur cause. Gailhard, Combeau, qui ont observé quelque chose d'analogue à ce qu'a présenté notre malade, ont qualifié de conjonctivite ce qui était sans doute la fluxion sur la glande lacrymale. Du reste, on n'a jamais signalé ces symptômes que dans le cours même des oreillons, ou pendant la convalescence.

Si pareille fluxion devait se présenter isolée, il nous paraîtrait presque impossible de la séparer des conjonctivites. Cependant, la tuméfaction énorme des paupières et le chémosis ne se présentent que dans les conjonctivites intenses, purulentes, et l'on n'a jamais observé de suppuration dans l'œdème conjonctival et palpébral des oreillons.

Quant à la fièvre si intense au début, quant à l'albuminurie, quant à la tuméfaction de la rate, il nous suffira de savoir que ces divers symptômes peuvent se montrer à titre exceptionnel dans les oreillons, pour ne pas méconnaître la maladie, par cela même qu'elle présente cette gravité insolite, et comme on serait tenté de le faire quand on n'a présents à l'esprit que les cas classiques d'ordinaire si bénins.

Mais c'est surtout la marche de la maladie qui a permis à M. Bouchard d'affirmer avec certitude que nous avions eu affaire à des oreillons.

Si l'intensité même des symptômes initiaux avait masqué en l'exagérant beaucoup, et en l'associant à d'autres symptômes anormaux, la vraie caractéristique de la maladie, c'est-à-dire la fluxion des glandes salivaires, cette même fluxion s'est représentée plus tard à l'état d'isolement, avec la faible réaction générale qui l'accompagne d'ordinaire, et le même aspect local qu'on lui connaît habituellement. Si notre malade s'était présenté à nous lors de la seconde fluxion sur les parotides, personne sans doute n'aurait hésité au premier abord à diagnostiquer des oreillons.

L'ensemble de l'évolution de la maladie a d'ailleurs été celui des oreillons : la fièvre a présenté la marche cyclique avec défervescence rapide et phénomènes critiques, puis nouvelle exacerbation au moment de la nouvelle poussée parotidienne.

Rien de semblable ne s'observe dans la scarlatine dont la défervescence est plus longue à se faire et ne s'accompagne pas de phénomènes critiques,

Enfin, la convalescenee a bien été celle des oreillons, lorsqu'ils atteignent un degré exagéré. Notre malade est sorti de l'hôpital plus d'un mois après le début, et il n'avait pas encore repris son embonpoint ni sa vigueur primitives. Il a présenté pendant la convalescence le ralentissement du pouls noté par plusieurs observateurs dans les épidémies.

Ainsi tout, dans les symptômes et la marche de la maladie, se rattache aux oreillons, et, si les renseignements étiologiques nous font défaut, il y a assez de preuves indubitables d'un autre côté pour que le diagnostic, ne puisse être contesté.

CHAPITRE V.

NATURE DE LA MALADIE.

Diverses opinions ont été émises sur la nature des oreillons.

Les uns les ont considérés comme une maladie à frigore. Béhier soutenait encore cette opinion.

D'autres en ont fait une affection de nature rhumatismale. Franck (cité par Laveran), la définit « une fièvre rhumatismale attaquant tour à tour toutes les parties du système glandulaire. » Bergeron admet également la nature rhumatismale et se base sur la mobilité de l'affection, son siège dans le tissu fibreux périglandulaire. Tout récemment, Granier (1) a soutenu la même opinion, et nie la contagion.

Virchow fait jouer le rôle prédominant à l'angine qui précède, suivant lui, toujours les oreillons. Il se ferait en pareil cas un catarrhe du canal de Sténon, qui se propagerait de proche en proche jusqu'au parenchyme glandulaire.

Bouchut (2) admet une opinion analogue : Les oreillons, pour lui, « ne sont qu'une rétention salivaire due à

(1) Des oreillons, etc. Lyon médical, 1879.

(2) Comptes rendus de l'Académie des sciences, séance du 2 juin 1873.

l'inflammation catarrhale du conduit excréteur parotidien. »

Groffier, Ressiguier, Boyer, en font une forme de l'affection catarrhale.

Jacob (1), qui ne croit pas à la nature infectieuse des oreillons, fait jouer le principal rôle à la constitution médicale, au terrain.

Enfin, l'opinion la plus généralement accréditée, celle qui a cours aujourd'hui et qui a pour elle les faits incontestables de contagion, d'épidémicité, de non-récidivité, les range parmi les maladies spécifiques et contagieuses.

On a même été plus loin, et on a fait rentrer les oreillons dans le cadre des fièvres éruptives.

Déjà, en 1782, Pratolongo, dans une lettre à Borsieri, se demandait si l'on ne pouvait pas ranger les oreillons au rang des éruptives.

Trousseau, M. Gueneau de Mussy les rangent également dans les fièvres éruptives, et M. Gueneau de Mussy pense que la rougeur de la face interne des joues constitue un véritable enanthème.

M. L. Colin (2) insiste également sur les similitudes épidémiologiques et cliniques entre les oreillons et les fièvres éruptives, mais il ajoute : « Cependant, il ne nous paraîtrait pas rationnel de tirer de semblables analogies une conséquence exagérée en transformant les similitudes en identités et en considérant les oreillons comme le résultat de l'influence pathogéniques qui produit soit la rougeole, soit toute autre fièvre éruptive. »

(1) Recueil des Mémoires de médecine militaire, 1875.
(2) Union médicale, 1876, t. II, p. 437.

Servier (1) ayant observé à Bayonne une épidémie d'oreillons qui coïncidait avec une épidémie de rougeole, se demande si la cause n'était pas la même pour les deux maladies : « Si l'on accepte, dit-il, ce qui est peut-être la vérité, l'identité de nature des affections ourleuses et morbilleuses, ne pourrait-on pas supposer qu'un même germe a été jeté sur la ville de Bayonne et qu'il a fructifié sous des formes distinctes, suivant le terrain sur lequel il est tombé, qu'il a produit la rougeole chez les enfants, les oreillons chez les jeunes adultes ! »

M. Calmette (2) insiste sur les analogies entre les oreillons et les fièvres éruptives et rapporte un fait qui n'est peut-être qu'une coïncidence, c'est que les malades qui venaient d'être revaccinés eurent des oreillons très bénins, tandis que ceux qui n'avaient pas été revaccinés eurent les formes graves. Revaccinés un mois après les oreillons, l'inoculation ne réussit chez aucun. « Ces faits, dit l'auteur, ne peuvent s'interpréter que d'une façon : le vaccin, en tant que fièvre éruptive, épuise le terrain sur lequel la fièvre ourlienne vient à se développer ; dès lors cette dernière ne se manifeste qu'abâtardie et privée des éléments qui peuvent déterminer dans l'économie des phénomènes graves comme l'orchite et l'atrophie testiculaire. »

Nous pensons avec M. Laveran que c'est forcer les analogies de faire des oreillons, une manifestation larvée des fièvres éruptives.

Il faudrait, pour que cette identité existât, qu'il y eut,

(1) Recueil des Mémoires de médecine militaire, 1878.
(2) Archives générales de médecine, octobre 1883, p. 465.

sinon toujours, au moins fréquemment, coïncidence des épidémies de fièvres éruptives avec les épidémies d'oreillons. Or, Rigler (1), qui a compulsé les relations de toutes les épidémiee connues de 1714 à 1859, n'a observé que 15 fois une coïncidence avec les fièvres éruptives : 6 fois les oreillons précédaient la rougeole, 3 fois la scarlatine, 1 fois ils suivaient la rougeole, 5 fois ils suivaient les épidémies de scarlatine. L'auteur pense qu'on ne peut guère considérer cette coïncidence que comme un eflet du hasard.

M. Sallaud a tenté un rapprochement entre les oreillons et la fièvre typhoïde, mais les faits cités par l'auteur lui-même démontrent que les oreillons ne confèrent pas 'immunité pour la fièvre typhoïde, non plus que la fièvre typhoïde pour les oreillons.

Mais si c'est aller trop loin que de vouloir assimiler complètement les oreillons soit aux fièvres éruptives, soit à la fièvre typhoïde, il n'en est pas moins vrai que de nombreuses analogies rapprochent ces diverses maladies.

Peut-on, dans l'état actuel de la science, aller plus loin et affirmer, d'une façon absolue, la nature parasitaire de cette maladie si évidemment infectieuse? Nous avons relaté plus haut les travaux de Capitan et Charrin. Nous avons vu qu'ils ont trouvé des organismes dans le sang des malades atteints d'oreillons, et qu'ils ont pu obtenir des cultures de ce sang.

D'autre part, M. Bouchard a trouvé d'une façon évi-

(1) Historische Geographische pathologie de Hirsch, t. II, 1862-1864.

dente des bactéries dans l'urine et la salive de notre malade.

Ces faits sont-ils une preuve suffisante de la nature parasitaire des oreillons? Nous pensons, d'accord en cela avec M. Bouchard et avec MM. Capitan et Charrin que cette preuve ne sera donnée que quand les liquides de culture provenant d'oreillons inoculés à des animaux auront reproduit chez eux la maladie. Or, on ne connaît pas d'espèce animale susceptible d'avoir spontanément une affection analogue aux oreillons. Il n'est donc pas étonnant qu'on n'ait pas encore trouvé moyen de les provoquer chez eux artificiellement. Peut-être trouvera-t-on un jour une espèce animale capable de contracter les oreillons par voie d'inoculation. Si, à cette espèce animale on pouvait inoculer avec succès le produit de sixièmes ou septièmes cultures, on aurait démontré par le fait que le parasite isolé et reproduit par la culture est la cause de la maladie. En somme, il reste à faire pour les oreillons ce que M. Pasteur a fait pour le charbon et pour le choléra des poules, et ce que MM. Bouchard, Capitan et Charrin ont fait pour la morve. Jusque-là, il faut se borner à enregistrer les faits. On a trouvé des organismes dans les oreillons, voilà un premier fait. Ces organismes ont cultivé, voilà un second fait. Il reste à démontrer que ces organismes sont bien la cause de la maladie. Cette preuve ne sera faite que quand on aura créé de toutes pièces les oreillons chez un animal à l'aide de ces organismes isolés par des cultures successives. La nature parasitaire des oreillons est donc infiniment probable, mais non démontrée.

CHAPITRE VI.

TRAITEMENT.

C'est en présence de cas aussi graves que le nôtre qu'on se convainct surtout de la nécessité de prendre en temps d'épidémies des précautions pophylactiques qu'on se laisserait peut-être aller à négliger si l'on ne considérait les oreillons que sous leur forme la plus habituelle. Il suffit d'être persuadé que c'est bien la même maladie dans les deux cas pour isoler les malades, même dans les cas les plus simples, une personne atteinte d'oreillons très légers pouvant communiquer à une autre une maladie extrêmement grave.

Nous nous trouvons ici en désaccord avec M. Laveran (1) qui ne pense pas qu'il soit nécessaire d'isoler les enfants atteints d'oreillons et qui croit même qu'il est bon qu'ils aient eu les oreillons dans l'enfance, parce qu'ils se trouveront moins exposés plus tard à contracter une forme grave de la maladie, et particulièrement l'orchite ourlienne qui est exceptionnelle chez l'enfant. Cette opinion se base sur un fait vrai, la bénignité habituelle chez l'enfant. N'oublions pas cependant qu'il y a aussi des exceptions. Tels sont les cas publiés par Tourtelles, par exemple.

(1) Dictionnaire Dechambre. Art. Oreillons, p. 338.

D'autre part, si dans les cas simples la médication peut être purement palliative, dans un cas où l'hyperthermie et les phénomènes toxiques mettent directement la vie du malade en danger, on est en droit d'employer dès le début une médication énergique, qui s'adresse si possible à la cause de la maladie, à l'élément septique, ou au moins à l'un de ses effets, l'hyperthermie. C'est ce que n'a pas hésité à faire M. le professeur Bouchard. Il a donné à son malade les agents qui paraissent agir le plus énergiquement comme antiseptiques et comme antipyrétiques : la quinine, l'acide salicylique et l'acide phénique. C'est peut-être à cette médication énergique que ce malade doit la vie. Il est possible, il est vrai, que la médication soit tombée à point nommé le jour où devait se faire la crise, mais cela n'est pas probable, car il est remarquable de voir que c'est justement les jours où la médication avait été supprimée que le malade a eu de nouvelles poussées, qui ont d'ailleurs disparu rapidement quand la médication a été reprise.

Lichtenstein recommande, lui aussi, la quinine et l'acide salicylique et même les bains froids dans les cas d'hyperthermie.

Comme nous savons que les oreillons sont une maladie infectieuse liée sans doute à la présence des microbes, c'est à la cause qu'il faut s'adresser, et c'est dans l'arsenal des antiseptiques qu'il faut chercher les moyens de combattre une maladie probablement parasitaire.

OUVRAGES CONSULTES

WARNEKROS. — Journal de Hufeland, 1820, Bd 50, Hft 3, S. 104. (Epidémie de Greifswald.)

BEHR. — Ibid., 1825, Bd 61, Hft I, S. 3.

TOURTELLES. — Thèse de Paris, 1828.

KRÜGELSTEIN. — Hufeland's Journal, 1835. Bd. 80, f. 6, S. 36. (Ueber die Angina parotidea.)

CHOMEL. — Gazette des hôpitaux, 1883. (Oreillons avec état typhoïde.)

RILLET. — Mémoire sur une épidémie d'oreillons qui a régné à Genève pendant les années 1848 et 1849 (Gazette médicale de Paris, 1850.)

BOUCHUT. — Gazette des hôpitaux, 1853, p. 200.

TROUSSEAU. — Archives générales de médecine, 1854. Clinique de l'Hôtel-Dieu.

DECHAMBRE. — Gazette hebdomadaire, 1859, p. 227.

VIRCHOW. — Die acute Entzündung der Speicheldrüse. Annales de la Charité de Berlin, 1858, 3 Hft., p. 1.

HIRSCH. — Historische geographische Pathologie. (1862-64.)

RIZET. — Épidémie d'Arras. (Archives générales de médecine, 1866.)

MICHEL. — Thèse de Paris, 1866.

GRISOLLE. — Gazette des hôpitaux, 1866, p. 56.

EMOND. — Gazette des hôpitaux, 1867.

COMBEAU. — Thèse de Paris, 1867.

LOESCHNER. — Aus dem Franz-Joseph Kinderspital, 1868, analysé in Jahresbericht de Canstadt, 1868,

RENARD (Léon). — Union médicale, 1869, t. VII, p. 431.

DEBIZE. — De l'état typhoïde dans les oreillons. Thèse de Paris, 1869.

CARPENTIER. — Des oreillons considérés comme maladie générale et éruptive. Thèse de Paris, 1869.

SALLAUD. — Thèse de Montpellier, 1868. Des oreillons, de leur nature, et de leur prétendue métastase.

SÉTA. — Thèse de Paris, 1879, p. 7 et 8.

GILLET. — Gazette des hôpitaux, 1873.

BOUCHUT. — Comptes rendus de l'Académie des sciences, séance du 2 juin 1873.

JACOB. — Recueil des mémoires de médecine militaire, 1875.

COLIN. — Union médicale, 1876, t. II, p. 437.
LEMARCHAND. — Thèse de Paris, 1876.
JULOUX. — Recueil des mémoires de médecine militaire, 1876, p. 478.
HAILLOT. — Thèse de Paris, 1876.
MONIN. — Thèse de Paris, 1877.
HATRY. — Recueil des mémoires de médecine militaire, 1876.
GERHARDT. — Lehrbuch der Kinderkrankheiten, 1875, 3e édition p. 125.
SALTMANN. — Zur Mumps Epidemie in Breslau. (Jahrbuch der Kinderheilkunde, 1877, t. XII, p. 409.)
WAGNER. — Jahrbuch der Kinderheilkunde, 1878, p. 335.
GAILHARD. — Thèse de Montpellier, 1877.
GÉRARD. — Recueil des mémoires de médecine militaire, 1878.
SOREL. — Revue mensuelle de médecine et de chirurgie, 1877, et Recueil des mémoires de médecine militaire, 1877.
SERVIER. — Recueil des mémoires de médecine militaire, 1878.
MADAMET. — — 1878.
GRANIER. — Lyon médical, 1879.
PINET. — Etat de nos connaissances sur les oreillons. Thèse de Paris, 1878.
JOURDAN. — Recueil des mémoires de médecine militaire, 1878. (Épidémie de Dax.)
CADET DE GASSICOURT. — Clinique des maladies de l'enfance, t. II.
LICHTENSTEIN. — In Gerhardt's Handbuch de Kinderkrankheiten, t. II, p. 650.
LÜHE. — Eine Paratitis Epidemie. (Berliner klinische Wochenschrift, 1880, nº 40, analysé in Centralblatt, 1880, p. 49.
QUINQUAUD. — Des métastases. Thèse d'agrégation. Paris, 1880.
BOUCHARD. — Bulletin de la Société clinique de Paris, 25 juin 1880.
BOUCHARD. — Société de biologie de Paris, 6 novembre 1880.
BOUCHARD. — Des néphrites infectieuses. Revue de médecine, 1881, p. 671.
VÉDRÈNES. — Orchite ourlienne observée en 1881 à l'école polytechnique dans le cours d'une épidémie d'oreillons.
CAPITAN et CHARRIN. — Séances de la Société de biologie, séances du 28 mai et du 4 juin 1881.
GUÉNEAU DE MUSSY. — Clinique médicale, t. II.
LAVERAN. — Article Oreillons du Dictionnaire Dechambre.
D'HEILLY. — Article oreillons du Dictionnaire pratique.
CAPITAN. — Des albuminuries transitoires. Thèse de Paris, 1883.
CALMETTE. — Archives générales de médecine, octobre 1883, p. 465.

Paris. — A. PARENT, imp. de la Fac. de médec., A. DAVY, successeur, 52, rue Madame et rue M.-le-Prince, 14.

www.ingramcontent.com/pod-product-compliance
Ingram Content Group UK Ltd.
Pitfield, Milton Keynes, MK11 3LW, UK
UKHW020405230726
13925UKWH00003B/1268

9 782019 276973